内科护理学经典案例与学习指导

主　编　孟令丹

副主编　王西鸽　刘文旗

编　委（按姓氏拼音排序）

高　欣（青岛黄海学院医学院）

郭　雪（青岛黄海学院医学院）

刘文旗（青岛黄海学院医学院）

马　良（青岛大学附属医院）

孟令丹（青岛黄海学院医学院）

綦盛楠（青岛黄海学院医学院）

曲华锋（青岛黄海学院医学院）

施　恩（青岛黄海学院医学院）

王汉香（青岛黄海学院医学院）

王西鸽（青岛黄海学院医学院）

武春飞（青岛黄海学院医学院）

杨瑞贞（青岛黄海学院医学院）

 復旦大學 出版社

前言
FOREWORD

《内科护理学经典案例与学习指导》作为辅助教材，其主要内容是以《内科护理学》教材为依据编写的。本教材以内科各系统疾病为依据分为 8 章，每章包含多个常见病和多发病，一种或一类疾病为一节。每一节均包括学习目标、典型案例、病因和发病机制、护理诊断、护理要点及例题，共 6 个部分的内容。其中，学习目标分为了解、熟悉、掌握 3 个层次。典型案例指的是案例中涉及的内容，如，患者性别、年龄、病因、症状、体征、实验室检查等，均能够明显反映本病的特点。病因和发病机制以思维导图的形式呈现，帮助学生快速理解及回顾疾病发生的原因。对护理诊断和护理要点均进行了核心要点的提炼。例题有单项选择题和多项选择题两种形式，从多个角度考查学生对知识点的掌握情况和分析问题解决问题的能力。

编写本书主要考虑到内科疾病的病种多，病因和发病机制复杂且易混淆。多数学生在接触临床之前，对内科疾病的学习不够系统，理解不够深入。我们以期通过"典型案例"辅以"思维导图"的形式，达到情景展现，让学生有代入感，从而快速了解疾病的特点，利于其巩固知识。

本书可供本科、高职护理学生及临床一线护理工作者使用和参考。希望本书有助于辅助教师教学和学生自主学习。本书编写过程中得到学校和师生的大力支持，在此表示诚挚的感谢。本书全体编者都以高度认真负责的态度参与了编写工作，但因时间仓促和水平有限，疏漏之处，敬请广大师生批评指正。

目录
CONTENTS

第一章

呼吸系统疾病患者的护理

第一节　肺炎链球菌肺炎

学习目标

1. 了解肺炎链球菌肺炎的发病机制。

2. 掌握肺炎的病因、分类；肺炎链球菌肺炎的临床表现、护理诊断、护理措施、治疗要点及健康教育。

3. 熟悉肺炎链球菌肺炎的诱因、辅助检查。

典型案例

赵某，男，20岁。3天前淋雨受凉后突然出现寒战、高热、胸痛及全身肌肉酸痛。体温持续在 39～40 ℃，伴咳嗽、咳痰，痰液为铁锈色。患者既往无基础疾病。身体评估：T 39.5 ℃，P 105 次/分，R 20 次/分，BP 125/80 mmHg。神志清楚，急性面容，面颊绯红，鼻唇疱疹。右肺上叶叩诊浊音，语颤增强。实验室及其他检查：血常规示白细胞 $15×10^9$/L，中性粒细胞 85%。痰涂片革兰染色可见阳性带荚膜的双球菌。胸部 X 线检查示右上肺片状阴影。

病因／发病机制

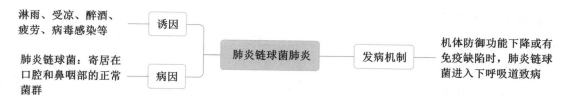

图 1-1　肺炎链球菌肺炎

护理诊断

1. 体温过高　与肺部感染有关。

2. 清理呼吸道无效 与气道分泌物多、胸痛不敢咳嗽有关。

3. 潜在并发症：感染性休克。

护理要点

1. 环境与休息：病室保持空气新鲜，温湿度适宜。急性期卧床休息，协助患者取半卧位或半坐位，减轻呼吸困难。胸痛患者采取患侧卧位，通过减小呼吸运动幅度减轻疼痛。

2. 饮食护理：高热患者，给予高热量、高蛋白和高维生素的流质或半流质食物。鼓励患者每日饮水量在 2 000 mL 以上，稀释痰液，利于排痰。

3. 发热护理：给予温水擦浴和冰袋冰帽等物理降温措施，避免过快降温，易引起虚脱。必要时遵医嘱使用退热药进行药物降温。加强口腔护理，预防感染。

4. 用药护理：遵医嘱给予抗生素，观察疗效和不良反应。氨基糖苷类抗生素具有肾毒性和耳毒性，用药过程中需监测肾功能和听力功能。头孢菌素类药物可出现恶心、呕吐、发热、皮疹等不良反应。

例 题

1. 肺炎链球菌肺炎的诱因包括（　　　　）［多选题］

    A. 淋雨　　　　　　　　　B. 受凉　　　　　　　　　C. 醉酒

    D. 疲劳　　　　　　　　　E. 病毒感染

2. 肺炎链球菌肺炎的典型症状不包括（　　　）

    A. 急性起病　　　　　　　B. 寒战高热　　　　　　　C. 胸痛

    D. 咳嗽　　　　　　　　　E. 脓臭痰

3. 肺炎链球菌肺炎患者的热型特点为（　　　）

    A. 不规则热　　　　　　　B. 波状热　　　　　　　　C. 稽留热

    D. 回归热　　　　　　　　E. 弛张热

4. 肺炎链球菌肺炎患者痰液特点为（　　　）

    A. 铁锈色痰　　　　　　　B. 黄绿色痰　　　　　　　C. 金黄色痰

    D. 粉红色泡沫痰　　　　　E. 恶臭痰

5. 肺炎链球菌肺炎患者出现特征性痰液的最主要原因是（　　　）

    A. 痰内有大量白细胞　　　　B. 痰内有大量红细胞

    C. 纤维蛋白和红细胞的产物　　D. 痰内有大量肺泡巨噬细胞

    E. 红细胞破坏后释放含铁血黄素

6. 下列属于肺炎链球菌肺炎患者体征的是（　　　　）［多选题］

A. 急性面容   B. 肺实变体征   C. 鼻周疱疹

D. 叩诊呈浊音   E. 语颤增强

7. 下列关于肺炎链球菌肺炎的治疗错误的是（   ）

    A. 一旦确诊即用抗生素治疗   B. 首选青霉素 G

    C. 热退后 7 天停药   D. 抗生素疗程一般为 5～7 天

    E. 剧烈胸痛者,可给予镇痛药

8. 患者,男,20 岁。淋雨后突发寒战、高热、胸痛。入院诊断为肺炎链球菌肺炎。患者胸痛的主要原因是（   ）

    A. 炎症刺激肺泡   B. 炎症累及胸膜

    C. 炎症累及肋间神经   D. 炎症累及肺部血管

    E. 炎症累及肋骨

9. 患者,男,20 岁。淋雨后突发寒战、高热、胸痛。入院诊断为肺炎链球菌肺炎。为缓解患者胸痛,可指导患者采取（   ）

    A. 患侧卧位   B. 健侧卧位   C. 中凹卧位

    D. 坐位   E. 平卧位

10. 患者,男,20 岁。受凉后突发寒战、高热 1 天。以"右下肺炎链球菌肺炎"入院。正确的饮食护理是（   ）

    A. 高热量、高蛋白、高维生素   B. 低热量、高蛋白、高维生素

    C. 高热量、低蛋白、高维生素   D. 高热量、高蛋白、低维生素

    E. 低热量、低蛋白、高维生素

11. 关于肺炎链球菌肺炎患者进行口腔护理的原因,正确的是（   ）［多选题］

    A. 高热导致口腔黏膜干燥

    B. 咳大量脓痰,利于细菌繁殖

    C. 应用抗生素,易致菌群失调而诱发真菌感染

    D. 预防感染性休克

    E. 有利于降低体温

12. 肺炎链球菌肺炎患者出现感染性休克时首选的治疗措施是（   ）

    A. 氧疗   B. 给予糖皮质激素

    C. 扩充血容量   D. 给予血管活性药物

    E. 纠正代谢性酸中毒

13. 肺炎链球菌肺炎患者出现感染性休克时应采取的体位是（   ）

    A. 平卧位   B. 半卧位   C. 头低足高位

    D. 坐位   E. 中凹卧位

参考答案

1. ABCDE   2. E   3. C   4. A   5. E   6. ABCDE   7. C
8. B   9. A   10. A   11. ABC   12. C   13. E

第二节　肺炎支原体肺炎

学习目标

1. 了解肺炎支原体肺炎的发病机制。
2. 掌握肺炎支原体肺炎的临床表现、护理诊断和护理措施。
3. 熟悉肺炎支原体肺炎的病因、治疗要点和辅助检查。

典型案例

钱某,男,21岁。4天前出现发热、咳嗽伴头痛、咽痛、肌肉痛。体温波动在 37.8～38.5 ℃,咳嗽为发作性干咳,逐渐加重,夜间更为明显,咳嗽时伴有胸骨旁疼痛。身体评估：T 38.1 ℃,P 95 次/分,R 25 次/分,BP 120/80 mmHg。神志清楚,双侧颈部淋巴结肿大,咽部充血。肺部体征不明显。实验室及其他检查：血常规示白细胞 5×10^9/L,中性粒细胞 56%。胸部 X 线检查示右下肺云雾状浸润影。血清肺炎支原体 IgM 抗体(+)。

病因/发病机制

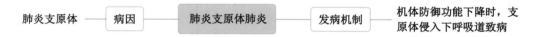

图 1-2　肺炎支原体肺炎

护理诊断

同第一节"肺炎链球菌肺炎"。

护理要点

同第一节"肺炎链球菌肺炎"。

📚 **例 题**

1. 肺炎支原体肺炎的主要病原体是（ ）
   A. 肺炎链球菌 B. 金黄色葡萄球菌 C. 肺炎支原体
   D. 冠状病毒 E. 腺病毒

2. 下列有关支原体肺炎的临床表现,哪项是错误的（ ）
   A. 有数天到 1 周的无症状期 B. 咳嗽为发作性干咳
   C. 日间咳嗽加重,伴大量痰液 D. 体温在 38 ℃左右波动
   E. 无明显肺部体征

3. 患者,男,20 岁。发热、干咳伴咽痛 1 周。胸部 X 线显示右下肺浸润影。首选哪项检查以确定诊断（ ）
   A. 痰细菌培养 B. 血清抗体测定 C. 痰真菌培养
   D. 血常规 E. 冷凝集试验

4. 患者,20 岁。发热、干咳伴咽痛 1 周。胸部 X 线显示右下肺浸润影。血清肺炎支原体 IgM 抗体（＋）。治疗药物可以选择（ ） ［多选题］
   A. 青霉素 B. 红霉素 C. 阿奇霉素
   D. 头孢菌素 E. 利巴韦林

5. 治疗支原体肺炎的首选抗生素是（ ）
   A. 氨基糖苷类 B. β-内酰胺类 C. 喹诺酮类
   D. 大环内酯类 E. 磺胺类

📝 **参考答案**

1. C 2. C 3. B 4. BC 5. D

第三节 支气管扩张症

📔 **学习目标**

1. 了解支气管扩张症的病因、发病机制。

2. 掌握支气管扩张症的临床特征、常用护理诊断、护理措施及健康指导;掌握体位引流目的和注意事项。

3. 熟悉支气管扩张症的实验室检查、诊断要点和治疗要点。

📝 典型案例

孙某,女,37 岁。幼时曾患百日咳。反复咳嗽、咳痰 2 个月,因近日"感冒"后,咳大量脓痰、反复咯血而入院。痰液呈黄绿色,静置后可分层。身体评估:T 36.5 ℃,P 85 次/分,R 20 次/分,BP 130/80 mmHg。神志清楚。右肺下部闻及湿啰音,轻度杵状指:实验室及其他检查:血常规示白细胞 13×10^9/L,中性粒细胞 85%。胸部 X 线检查可见右下肺有沿支气管分布的卷发状阴影。

💾 病因/发病机制

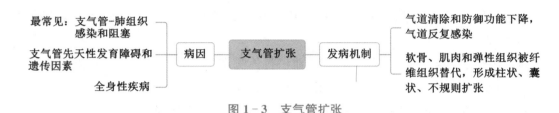

图 1-3 支气管扩张

📑 护理诊断

1. 清理呼吸道无效 与痰多黏稠、咳嗽无力、无效咳嗽有关。
2. 营养失调:低于机体需要量 与慢性感染导致机体消耗增加有关。
3. 潜在并发症:大咯血、窒息。

⛓ 护理要点

1. 环境与休息:小量咯血患者应卧床休息,大咯血患者应绝对卧床休息,取患侧卧位,减少患侧肺的活动度,防止病灶向健侧扩散,同时有利于健侧肺的通气功能。

2. 饮食护理:大咯血时应禁食,小量咯血患者进食少量温凉、流质饮食。避免冰冷或过热食物诱发咯血,保持大便通畅,避免用力排便诱发咯血。

3. 用药护理:观察抗生素、祛痰药和支气管舒张药的疗效和不良反应。

4. 体位引流:引流前向患者做好解释,听诊肺部,明确病变部位,选择合适的引流体位。使引流支气管开口向下,利用重力作用。引流时间一般在晨起或饭前,每天 1～3 次,每次 15～20 分钟;引流过程中密切观察患者的病情变化并做好记录。

🍎 例 题

1. 支气管扩张的病因包括(　　　　) [多选题]

　　A. 解剖缺陷　　　　　　　　　B. 免疫缺陷　　　　　　　　　C. 遗传因素

　　D. 支气管肿瘤　　　　　　　E. 变应性支气管肺曲霉菌病

2. 支气管扩张最主要的发病机制为（　　　）

　　A. 支气管肺组织感染及阻塞　　B. 支气管外部纤维的牵拉

　　C. 肿瘤压迫　　　　　　　　　D. 支气管内异物刺激

　　E. 过敏性炎症损伤

3. 支气管扩张最典型的临床表现为（　　　）

　　A. 反复咳嗽、咳痰、喘息　　　B. 反复咳嗽、咳痰、胸痛

　　C. 反复咳嗽、咳痰、咯血　　　D. 反复咳嗽、咳痰、呼吸困难

　　E. 反复咳嗽、咳痰、寒战高热

4. 支气管扩张患者的痰液特点为（　　　）

　　A. 砖红色胶冻样痰　　　　　　B. 脓痰静置后分层

　　C. 铁锈色痰　　　　　　　　　D. 粉红色泡沫样痰

　　E. 暗红色痰

5. 干性支气管扩张的唯一症状为（　　　）

　　A. 反复咳嗽　　　　　　　　　B. 反复脓痰

　　C. 呼吸困难　　　　　　　　　D. 杵状指

　　E. 咯血

6. 支气管扩张最有意义的体征为（　　　）

　　A. 颈静脉怒张　　　　　　　　B. 语颤增强

　　C. 肺部固定湿啰音　　　　　　D. 广泛哮鸣音

　　E. 杵状指

7. 目前支气管扩张症的主要诊断方法为（　　　）

　　A. 胸部 X 线检查　　　　　　　B. 胸部 CT 检查

　　C. 痰涂片检查　　　　　　　　D. 胸部 MRI 检查

　　E. 支气管镜检查

8. 为大量脓痰患者进行体位引流时, 选择体位的原则是（　　　）

　　A. 病灶位于高处, 引流支气管开口向下

　　B. 病灶位于低处, 引流支气管开口向上

　　C. 病灶与引流支气管位于同一水平位

　　D. 头低足高位

　　E. 中凹卧位

9. 下列关于体位引流的注意事项, 错误的是（　　　）

　　A. 引流时间宜选在饭后进行

B. 每天 1～3 次,每次 15～20 分钟

C. 引流过程中可辅以胸部叩击或震荡

D. 引流结束后需做好观察和记录

E. 如患者出现高血压或眩晕,应立即停止

10. 患者,男,23 岁。幼时患有百日咳。因咳嗽咯血 2 个月入院。诊断为"支气管扩张症"。今晨突然咯血 300 mL。下列饮食护理正确的是(   )

    A. 温凉流质饮食   B. 半流质饮食   C. 普食

    D. 禁食   E. 少渣饮食

11. 患者,男,23 岁。幼时患有百日咳。因咳嗽咯血 2 个月入院。诊断为"支气管扩张症"。今晨剧烈咳嗽咯血后出现烦躁不安、表情惊恐,两手乱抓、出冷汗、发绀。应考虑患者并发了(   )

    A. 休克   B. 窒息   C. 肺不张

    D. 呼吸衰竭   E. 心力衰竭

12. 患者,男,23 岁。幼时患有百日咳。因咳嗽咯血 2 个月入院。诊断为"支气管扩张症"。今晨剧烈咳嗽咯血后出现烦躁不安、表情惊恐,两手乱抓、出冷汗、发绀。此时最关键的抢救措施是(   )

    A. 输血补充血容量   B. 保持呼吸道通畅   C. 立即休息

    D. 补充止血药物   E. 吸氧

13. 支气管扩张大咯血患者发生窒息时,应采取的抢救措施包括(   ) [多选题]

    A. 头低脚高 45°俯卧位   B. 轻拍背部,排出血块

    C. 直接刺激咽部咳出血块   D. 吸痰管负压吸引

    E. 气管插管或切开

14. 支气管扩张大咯血的患者首选的止血药是(   )

    A. 酚磺乙胺   B. 普鲁卡因   C. 云南白药

    D. 垂体后叶素   E. 维生素 K

15. 下列患者出现大咯血时需要忌用垂体后叶素的是(   ) [多选题]

    A. 冠心病   B. 高血压

    C. 妊娠期妇女   D. 肺结核

    E. 肺癌

📖 参考答案

1. ABCDE   2. A   3. C   4. B   5. E   6. C   7. B   8. A

9. A   10. D   11. B   12. B   13. ABCDE   14. D   15. ABC

第四节　肺　结　核

学习目标

1. 了解结核分枝杆菌的生物学特性和肺结核的发生与发展。

2. 掌握肺结核的传播途径、临床表现、治疗原则;掌握肺结核的护理诊断、预防和护理措施;掌握肺结核大咯血患者的急救;掌握结核菌素试验的方法、结果判断及临床意义。

3. 熟悉结核菌素试验(即 PPD 试验)检查方法、判断标准及临床意义。

典型案例

李某,女,25 岁,有肺结核患者接触史。因发热、咳嗽、乏力、盗汗、消瘦 3 个月来院就诊。发热多在午后明显,体温波动在 38 ℃ 左右。咳少量白色黏液痰。身体评估:T 37.9 ℃,P 87 次/分,R 20 次/分,BP 115/80 mmHg。神志清楚。右上肺叩诊呈浊音。实验室及其他检查:血常规示白细胞 5×10^9/L,中性粒细胞 60%。痰涂片革兰染色可见抗酸杆菌。胸部 X 线检查示右锁骨下絮状阴影。结核菌素试验强阳性。

病因/发病机制

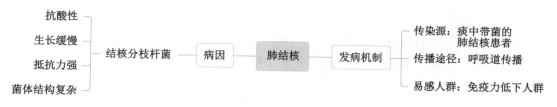

图 1 - 4　肺结核

护理诊断

1. **活动无耐力** 与机体消耗增加、食欲减退有关。

2. **营养失调:低于机体需要量** 与机体消耗增加、食欲减退有关。

3. **知识缺乏:**缺乏结核病治疗的相关知识。

4. **体温过高** 与结核菌素感染有关。

护理要点

1. **休息与活动:**轻症且无传染性患者,可正常工作,避免过度劳累。症状明显的患者,以休息为主。大咯血患者需绝对卧床休息。

2. 饮食护理:给予高热量、高蛋白、高维生素饮食,避免辛辣刺激性食物。

3. 用药护理:服用异烟肼者,注意观察患者有无远端肢体麻木等不适;服用利福平者,应定期监测肝功能;另外,服用利福平可导致体液和分泌物呈现橘黄色,应提前向患者做好解释;链霉素具有耳毒性肾毒性,服用期间定期检查肾功能和听力;服用乙胺丁醇者,监测患者的视觉功能。

4. 病情观察:观察发热、乏力、盗汗、咳嗽症状有无改善,每周测量体重,了解患者营养状况是否有所改善。

例 题

1. 引起肺结核这种肺部慢性传染性疾病的细菌是(　　　　)
    A. 结核分枝杆菌　　　　　　B. 金黄色葡萄球菌
    C. 铜绿假单胞菌　　　　　　D. 肺炎链球菌
    E. 溶血性链球菌

2. 下列关于结核分枝杆菌的生物学特性,正确的是(　　　　)　[多选题]
    A. 细长稍弯曲两端圆形的杆菌
    B. 耐酸染色呈红色
    C. 结核分枝杆菌为需氧菌
    D. 生长缓慢
    E. 抵抗力强

3. 最简易的杀灭结核杆菌的方法是(　　　　)
    A. 烈日下暴晒 3 小时　　　　B. 紫外线灯照射 30 分钟
    C. 煮沸 5 分钟　　　　　　　D. 70% 酒精擦拭 2 分钟
    E. 直接焚烧痰纸

4. 肺结核最重要的传播途径为(　　　　)
    A. 皮肤接触　　　　　B. 飞沫传播　　　　　C. 血液传播
    D. 消化道传播　　　　E. 母婴传播

5. 肺结核的传染源主要是(　　　　)
    A. 血行播散型肺结核　　　B. 原发型肺结核　　　C. 空洞性肺结核
    D. 痰涂片阳性肺结核　　　E. 痰涂片阴性肺结核

6. 结核杆菌侵入人体后(　　　　),机体组织发生Ⅳ型变态反应
    A. 2～4 周　　　　　　B. 4～6 周　　　　　　C. 4～8 周
    D. 3～4 周　　　　　　E. 2～6 周

7. 肺结核患者最常见的全身症状为（   ）

    A. 发热   B. 盗汗   C. 乏力

    D. 食欲减退   E. 体重减轻

8. 肺结核患者的发热特点为（   ）

    A. 稽留热   B. 不规则热   C. 间歇热

    D. 弛张热   E. 午后低热

9. 确诊肺结核最特异的方法为（   ）

    A. 痰结核分枝杆菌检查   B. X线检查   C. 结核菌素试验

    D. 纤维支气管镜检查   E. CT 检查

10. 早期发现肺结核的主要方法为（   ）

    A. 痰涂片检查   B. X线检查

    C. 结核菌素试验   D. 纤维支气管镜检查

    E. 痰培养检查

11. 下列关于结核菌素试验的说法,正确的是（   ）［多选题］

    A. 取 0.1 mL 结核菌素皮内注射

    B. 注射部位为左前臂屈侧

    C. 结核菌素试验常作为结核杆菌感染的流行病学指标

    D. 对婴幼儿的诊断价值较成人大

    E. 阳性表示患者患有结核病

12. 下列关于各型肺结核的说法,错误的是（   ）

    A. 原发型肺结核多见于少年儿童及农村初进城市的成人

    B. 血行播散型肺结核多见于婴幼儿和青少年

    C. 继发性肺结核多见于成年人

    D. 血行播散型肺结核的 X 线特点为片状、絮状阴影

    E. 浸润型肺结核多发生在肺尖锁骨下

13. 原发型肺结核的哑铃型阴影包括（   ）［多选题］

    A. 原发病灶   B. 引流淋巴管炎   C. 肺门淋巴结

    D. 支气管淋巴结   E. 纵隔淋巴结

14. 救治肺结核患者最可行的方法是（   ）

    A. 对症治疗   B. 手术治疗

    C. 全程督导化学治疗   D. 免疫疗法

    E. 电击疗法

15. 患者,女,35 岁,患肺结核 2 年,现服用抗结核药物进行治疗,在治疗期间,患者应定

期监测听力和肾功能,与服用下列哪种药物有关(　　)

    A. 异烟肼　　　　　　　　B. 利福平　　　　　　　　C. 链霉素

    D. 吡嗪酰胺　　　　　　　E. 乙胺丁醇

16. 患者,女,35 岁,患肺结核 2 年,现服用异烟肼、利福平、吡嗪酰胺进行治疗,在治疗期间,患者应定期检查(　　)〔多选题〕

    A. 听力变化　　　　　　　B. 肾功能　　　　　　　　C. 肝功能

    D. 视力变化　　　　　　　E. 尿酸浓度

17. 患者,女,35 岁,患肺结核 2 年,现服用抗结核药物进行治疗,在治疗期间,患者应定期监测血尿酸浓度与服用下列哪种药物有关(　　)

    A. 异烟肼　　　　　　　　B. 利福平　　　　　　　　C. 链霉素

    D. 吡嗪酰胺　　　　　　　E. 乙胺丁醇

参考答案

  1. A　　2. ABCDE　　3. E　　4. B　　5. D　　6. C　　7. A　　8. E　　9. A
  10. B　　11. ABCD　　12. D　　13. ABC　　14. C　　15. C　　16. CE　　17. D

第五节　支气管哮喘

学习目标

    1. 了解支气管哮喘的发病机制。

    2. 掌握支气管哮喘的临床表现、常用护理诊断、护理措施和健康指导。

    3. 熟悉支气管哮喘的病因、检查方法和常用药物的作用、不良反应及临床使用方法。

典型案例

    周某,女,20 岁。既往有反复发作的喘息、气急和咳嗽。1 天前去公园游玩赏花后出现呼吸困难,伴有气促、胸闷和咳嗽,来院就诊。身体评估：T 36.7 ℃,P 120 次/分,R 35 次/分,BP 110/80 mmHg。患者情绪紧张,端坐位,大汗淋漓,语不成句。双肺可闻及广泛的哮鸣音,呼气音延长。实验室及其他检查：血常规示白细胞 9×10^9/L,中性粒细胞 60%,嗜酸性粒细胞 8%。血气分析 pH 7.30,$PaCO_2$ 60 mmHg,PaO_2 50 mmHg。胸部 X 线检查示双肺透亮度增加。

📋 病因/发病机制

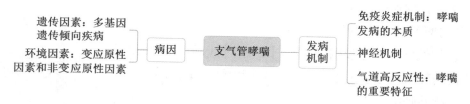

图 1-5　支气管哮喘

📖 护理诊断

1. 气体交换受损　与支气管痉挛、气道炎症、气道阻力增加有关。

2. 清理呼吸道无效　与支气管黏膜水肿、分泌物增多、痰液黏稠、无效咳嗽有关。

3. 知识缺乏：缺乏正确使用定量雾化吸入器用药的相关知识。

🔗 护理要点

1. 环境与休息：病室避免摆放易引起患者发生哮喘的过敏原。哮喘发作时，协助患者采取半卧位或坐位以减轻呼吸困难。

2. 饮食护理：给予清淡、易消化、足够热量的食物，避免进食易引起哮喘发作的食物，比如鱼、虾、蟹、牛奶、鸡蛋等。

3. 口腔与皮肤的护理：哮喘发作时，患者因呼吸困难大量出汗，应每天温水擦浴，及时更换衣物。指导患者咳嗽后及时漱口，保持口腔清洁。

4. 用药护理：应用糖皮质激素时，指导患者吸药后及时用清水含漱口咽部，减轻药液在口腔内的残留；应用 β_2 受体激动剂注意避免长期、大量、单一使用，容易产生耐药性；应用氨茶碱时，速度不宜过快，浓度不宜过高，时间应控制在 10 分钟以上，以防出现恶心、呕吐和心律失常等不良反应。指导患者正确使用定量雾化吸入器。

5. 病情观察：哮喘发作时，观察患者的呼吸运动、动脉血气分析和肺功能情况等，严密观察夜间和凌晨患者有无哮喘发作和加重的情况。

🍎 例　题

1. 下列哪项是引起哮喘的过敏原（　　　　　）［多选题］

　　A. 尘螨　　　　　　　　　B. 花粉　　　　　　　　　C. 油漆

　　D. 牛奶　　　　　　　　　E. 鸡蛋

2. 哮喘的本质是（　　　　）

A. 胆碱能神经张力增加 B. 肾上腺素能神经功能低下

C. 气道平滑肌强烈痉挛 D. 交感神经兴奋

E. 气道慢性免疫炎症

3. 支气管哮喘的临床表现特点为( )

 A. 发作性呼气性呼吸困难 B. 发作性吸气性呼吸困难

 C. 夜间阵发性呼吸困难 D. 劳力性呼吸困难

 E. 持续性呼吸困难

4. 支气管哮喘的重要临床特征为( )发作或加重[多选题]

 A. 清晨   B. 中午   C. 夜间

 D. 凌晨   E. 下午

5. 哮喘发作时的典型体征为( )

 A. 固定而持久的干湿啰音 B. 语颤增强   C. 叩诊呈浊音

 D. 双肺可闻及广泛哮鸣音 E. 桶状胸

6. 支气管哮喘发作时,表现为沉默肺,提示( )

 A. 病情好转   B. 病情危重   C. 并发肺心病

 D. 并发支气管炎症   E. 并发咳嗽变异性哮喘

7. 下列关于支气管哮喘实验室检查错误的为( )

 A. 嗜酸性粒细胞增高 B. 发作时 $FEV_1/FVC<70\%$

 C. 特异性 IgE 增高   D. 发作时 PEF 升高

 E. X 线双肺透亮度增加

8. 哮喘急性发作治疗的首选药物是( )

 A. 白三烯调节剂   B. 短效 β_2 受体激动剂 C. 氨茶碱

 D. 吸入型糖皮质激素 E. 长效 β_2 受体激动剂

9. 防治哮喘最有效的方法是( )

 A. 脱离过敏原   B. 药物治疗   C. 免疫治疗

 D. 手术治疗   E. 预防感染

10. 控制哮喘气道炎症最有效的药物为( )

 A. 糖皮质激素   B. β_2 受体激动剂   C. 氨茶碱

 D. 白三烯   E. 抗胆碱能药

参考答案

 1. ABCDE 2. E 3. A 4. CD 5. D 6. B 7. D 8. B

 9. A   10. A

第六节　慢性阻塞性肺疾病

学习目标

1. 了解慢性阻塞性肺疾病(chronic obstructive pulmoriary disease，COPD)的病因与发病机制。

2. 掌握 COPD 的临床表现、常用护理诊断、护理措施和健康教育要点；掌握 COPD 呼吸功能锻炼方法。

3. 熟悉 COPD 的实验室及其他检查、诊断要点和治疗要点。

典型案例

吴某，男，65 岁。吸烟史 20 余年，慢性支气管炎病史 10 年。反复咳嗽、咳痰伴喘息多年，晨间咳嗽明显，咳白色黏液痰。剧烈活动时出现呼吸困难。1 周前受凉后，上述症状加重来院就诊。身体评估：T 37.2 ℃，P 100 次/分，R 30 次/分，BP 110/80 mmHg。患者神志清楚，端坐位，口唇发绀。桶状胸，语颤减弱，叩诊呈过清音。双肺可闻及呼吸音减弱，呼气音延长。实验室及其他检查：血气分析 PH 7.4，$PaCO_2$ 60 mmHg，PaO_2 45 mmHg。胸部 CT 检查示双肺纹理增粗和肺气肿改变。肺功能检查 FEV_1/FVC 为 60%。

病因/发病机制

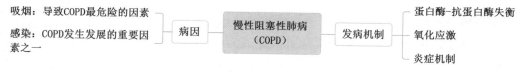

图 1-6　慢性阻塞性肺疾病

护理诊断

1. 气体交换受损　与气道阻塞、通气不足、呼吸肌疲劳、分泌物过多等有关。

2. 清理呼吸道无效　与分泌物增多黏稠、气道湿度减低和无效咳嗽有关。

3. 活动无耐力　与疲劳、呼吸困难、缺氧有关。

4. 营养失调：低于机体需要量　与食欲减退、摄入减少、呼吸困难等有关。

5. 潜在并发症：自发性气胸、慢性肺源性心脏病等。

护理要点

1. 休息与活动：稳定期患者，可进行适当的活动，病情较重患者，应卧床休息。为改善呼吸困难,协助患者采取半卧位或坐位,身体前倾。冬季注意保暖,避免发生感染。

2.饮食护理:给予高热量、高蛋白、高维生素饮食,避免进食易产气和容易导致便秘的食物。

3.氧疗护理:呼吸困难伴低氧血症者进行持续的低流量低浓度吸氧,避免高浓度吸氧,以免引起二氧化碳潴留。

4.呼吸功能锻炼:指导患者进行缩唇呼吸和腹式呼吸锻炼,有利于改善呼吸功能。

5.病情观察:观察患者咳嗽、咳痰和呼吸困难情况有无加重,有无出现自发性气胸、慢性肺源性心脏病和呼吸衰竭等并发症。

例 题

1. COPD 最常见的病因为(　　　)

　　A. 病毒感染　　　　　　　　B. 细菌感染　　　　　　　C. 空气污染

　　D. 免疫功能紊乱　　　　　　E. 吸烟

2. COPD 的标志性症状为(　　　)

　　A. 咳嗽　　　　　　　　　　B. 咳痰　　　　　　　　　C. 呼吸困难

　　D. 胸闷　　　　　　　　　　E. 食欲减退

3. 下列关于 COPD 的体征正确的为(　　　　　)　　［多选题］

　　A. 桶状胸　　　　　　　　　B. 语颤减弱　　　　　　　C. 过清音

　　D. 呼吸音减弱　　　　　　　E. 呼气期延长

4. 引起 COPD 患者病情急性加重常见的原因为(　　　)

　　A. 空气污染　　　　　　　　B. 创伤　　　　　　　　　C. 肺栓塞

　　D. 应用大量镇静药物　　　　E. 感染

5. 诊断 COPD 的金标准为(　　　)

　　A. 肺功能检查　　　　　　　B. 痰液检查　　　　　　　C. X 线检查

　　D. CT 检查　　　　　　　　E. 血常规检查

6. 确定存在持续气流受限的检查指标为,吸入支气管舒张药后 FEV_1/FVC (　　　　)

　　A. $<60\%$　　　　　　　　B. $<70\%$　　　　　　　C. $<50\%$

　　D. $>60\%$　　　　　　　　E. $>70\%$

7. 减慢肺功能损害最有效的措施为(　　　)

　　A. 劝导患者戒烟　　　　　　B. 应用抗生素　　　　　　C. 家庭氧疗

　　D. 预防感染　　　　　　　　E. 呼吸功能锻炼

8. COPD 稳定期患者最主要的治疗药物为（　　）

    A. 镇咳药　　　　　　　　B. 祛痰药　　　　　　　　C. 支气管舒张药

    D. 糖皮质激素　　　　　　E. 氨茶碱

9. COPD 患者长期家庭氧疗的氧流量为（　　）

    A. 1～2 L/min　　　　　　B. 1～3 L/min　　　　　　C. 2～4 L/min

    D. 2～3 L/min　　　　　　E. 4～6 L/min

10. 长期家庭氧疗的吸氧时间每天至少为（　　）

    A. 6 小时　　　　　　　　B. 8 小时　　　　　　　　C. 10 小时

    D. 15 小时　　　　　　　E. 20 小时

📝 参考答案

1. E　　2. C　　3. ABCDE　　4. E　　5. A　　6. B　　7. A　　8. C　　9. A
10. D

第七节　慢性肺源性心脏病

📖 学习目标

1. 了解慢性肺源性心脏病的病因与发病机制。

2. 掌握慢性肺源性心脏病的临床表现、常用护理问题、护理措施及健康指导；掌握慢性肺源性心脏病氧疗的护理。

3. 熟悉慢性肺源性心脏病的检查方法和治疗要点。

✏️ 典型案例

郑某，男，75 岁。COPD 病史 20 余年。反复发作咳嗽、咳痰伴呼吸困难。1 周前感冒后，上述症状加重并出现心悸、腹胀、恶心入院就诊。身体评估：T 37.2 ℃，P 100 次/分，R 32 次/分，BP 110/80 mmHg。患者神志清楚，端坐位，口唇发绀，皮肤潮红，桶状胸，语颤减弱。颈静脉充盈，剑突下可闻及收缩期杂音，肝大有压痛，肝颈静脉回流征阳性，下肢水肿。实验室及其他检查：血气分析 pH 7.43，$PaCO_2$ 65 mmHg，PaO_2 50 mmHg。胸部 X 线检查示双肺透亮度增加，肺动脉扩张。心电图检查可见电轴右偏、肺性 P 波。超声心动图可见肺动脉内径增大，右心肥厚，右心室内径扩大。

📁 病因/发病机制

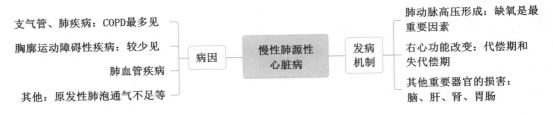

图 1-7 慢性肺源性心脏病

📑 护理诊断

1. 气体交换受损 与缺氧及二氧化碳潴留、肺血管阻力增加有关。

2. 清理呼吸道无效 与呼吸道感染、痰多黏稠有关。

3. 活动耐力下降 与心、肺功能减退有关。

4. 体液过多 与心脏负荷增加、心排血量减少、肾血流灌注量减少有关。

5. 潜在并发症：肺性脑病。

🔗 护理要点

1. 休息与活动：代偿期根据病情进行适当的活动，失代偿期应绝对卧床休息。如需长期卧床，协助定时翻身，更换体位，避免压疮的发生。

2. 饮食护理：限制钠盐和水的摄入量，钠盐<3 g/d，水分<1 500 mL/d，保持大便通畅，避免因便秘加重呼吸困难。

3. 氧疗护理：持续低流量低浓度吸氧，因高浓度吸氧可引起二氧化碳潴留，进而引起肺性脑病。

4. 用药护理：重症患者慎用镇静剂、麻醉药和催眠药等，以免抑制呼吸和咳嗽反射，应用利尿剂要防止因低钾低氯性碱中毒而加重缺氧。利尿剂尽量在白天给药，避免影响患者夜间休息等。

5. 病情观察：观察呼吸状况和右心衰竭情况有无改善或加重。

📚 例 题

1. 慢性肺源性心脏病最常见的病因为（　　）

    A. 哮喘　　　　　　　　　B. 支气管扩张　　　　　　　C. COPD

    D. 肺结核　　　　　　　　E. 间质性肺炎

2. 引起肺动脉高压形成最重要的因素为（　　）

A. 高碳酸血症　　　　　　　　B. 缺氧

C. 血液黏稠度增加　　　　　　D. 血容量增加　　　　　　　E. 酸中毒

3. 随着肺动脉压力持续升高,心脏主要出现下列哪些问题(　　)　[多选题]

A. 左心衰竭　　　　　　　　　B. 左心肥厚　　　　　　　　C. 右心肥厚

D. 右心衰竭　　　　　　　　　E. 二尖瓣狭窄

4. 下列不属于慢性肺心病代偿期的临床表现为(　　)

A. 颈静脉怒张　　　　　　　　B. 咳嗽咳痰　　　　　　　　C. 右心室肥厚

D. 呼吸困难　　　　　　　　　E. 肺动脉高压

5. 下列不属于慢性肺心病失代偿期常见的临床表现为(　　)

A. 颈静脉怒张　　　　　　　　B. 肝颈静脉回流征阳性　　　C. 下肢水肿

D. 肝大有压痛　　　　　　　　E. 室性期前收缩

6. 下列关于慢性肺心病的实验室检查结果阐述错误的为(　　)

A. 心电图电轴右偏　　　　　　B. 心电图肺性 P 波

C. X 线肺动脉扩张　　　　　　D. 超声心动图左心室肥厚

E. 血常规红细胞增多

7. 患者,女,75 岁,COPD 病史 15 年,近日来检查发现肺动脉高压,右心室肥厚,诊断为慢性肺源性心脏病。下列为患者做的健康指导正确的有(　　)　[多选题]

A. 劝导戒烟　　　　　　　　　B. 坚持家庭氧疗　　　　　　C. 注意保暖

D. 加强锻炼　　　　　　　　　E. 加强饮食营养

8. 导致慢性肺心病患者由代偿期进入失代偿期的最主要诱因是(　　)

A. 营养不良　　　　　　　　　B. 呼吸道感染　　　　　　　C. 过度劳累

D. 酗酒　　　　　　　　　　　E. 淋雨

9. 患者,女,75 岁,COPD 病史 15 年,近日因感冒出现呼吸困难加重、恶心、下肢水肿、颈静脉怒张的表现。患者此时首要的治疗措施为(　　)

A. 应用利尿剂减轻心脏负荷

B. 应用洋地黄增强心肌收缩力

C. 机械通气

D. 应用抗生素控制感染

E. 应用呼吸兴奋药增强呼吸

10. 患者,男,70 岁,肺心病病史 10 年。今晨患者出现头痛、烦躁不安、表情淡漠、神志恍惚。患者并发了(　　)

A. 休克　　　　　　　　　　　B. 心律失常　　　　　　　　C. 消化道出血

D. 肺性脑病　　　　　　　　　E. 呼吸衰竭

11. 患者,女性,70 岁,COPD病史 10 年,近日因感冒出现呼吸困难加重、恶心、下肢水肿、颈静脉怒张的表现,遵医嘱给予利尿剂。应用利尿剂的过程中,患者常会出现下列哪种不良反应(   ) [多选题]

A. 高钾血症   B. 低钾血症   C. 低氯血症

D. 代谢性碱中毒   E. 代谢性酸中毒

参考答案

1. C   2. B   3. CD   4. A   5. E   6. D   7. ABCDE   8. B

9. D   10. D   11. BCD

第八节　原发性支气管肺癌

学习目标

1. 了解原发性支气管肺癌的病因、发病机制。

2. 掌握原发性支气管肺癌的临床表现、常用护理诊断、护理措施与健康指导。

3. 熟悉原发性支气管肺癌的病因和病理分类、诊断要点与治疗要点。

典型案例

王某,男,70 岁。有 40 年吸烟史。因"咳嗽咳痰 3 个月、咯血 1 周"入院。痰量较少,多为刺激性干咳,并伴高调金属音、胸痛,服用抗生素效果不佳,且逐渐出现食欲下降、体重减轻。身体评估:T 37.8 ℃,P 100 次/分,R 28 次/分,BP 110/80 mmHg。实验室及其他检查:胸部 X 线检查示右肺肺门 4 cm×4 cm 圆形阴影,边缘毛糙。痰脱落细胞检查可见癌细胞。

病因/发病机制

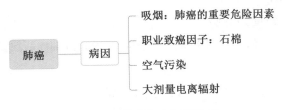

图 1-8　原发性支气管肺癌

📖 护理诊断

1. 恐惧 与担心预后有关。

2. 疼痛：胸痛 与肿瘤细胞浸润、肿瘤压迫或转移有关。

3. 营养失调：低于机体需要量 与癌症致机体过度消耗、肿瘤压迫食管致吞咽困难、化疗致食欲下降、摄入量不足有关。

4. 潜在并发症：感染、胸腔积液等。

🔗 护理要点

1. 环境与休息：保持室内清洁舒适，温湿度适宜，必要时遵医嘱应用镇静剂，保证充分休息。

2. 饮食护理：给予高热量、高蛋白质、高维生素、易消化的饮食，必要时给予肠内营养或静脉营养。

3. 疼痛护理：提供心理支持，避免加重疼痛的因素。可转移患者注意力，以缓解疼痛。必要时，遵医嘱使用止痛药物，观察药物不良反应。

4. 病情观察：观察患者咳嗽、咯血、胸痛、呼吸困难等情况，每周测量体重，观察放疗和化疗的不良反应等。

🍎 例 题

1. 导致肺癌发生和死亡的首要原因为（　　　）
    A. 空气污染　　　　　　　　B. 电离辐射　　　　　　　　C. 职业致癌因子
    D. 吸烟　　　　　　　　　　E. 遗传因素

2. 肺癌最常见的类型为（　　　）
    A. 鳞状上皮细胞癌　　　　　B. 腺癌　　　　　　　　　　C. 大细胞癌
    D. 肉瘤样癌　　　　　　　　E. 唾液腺型癌

3. 下列关于各型肺癌特点的阐述，说法错误的为（　　　）
    A. 中央型肺癌指发生在段及以上支气管的肺癌
    B. 非小细胞肺癌最为常见
    C. 鳞癌生长缓慢，转移晚
    D. 小细胞肺癌增殖快速，早期广泛转移
    E. 大细胞癌富含血管，易累及胸膜引起胸腔积液

4. 肺癌早期的临床表现为（　　　）
    A. 咳嗽咳痰　　　　　　　　B. 发热　　　　　　　　　　C. 体重下降

  D. 咯血   E. 呼吸困难

5. 肺癌患者的咳嗽咳痰特点为(   )

  A. 大量脓痰   B. 铁锈色痰

  C. 砖红色胶冻样痰   D. 刺激性干咳

  E. 晨间咳嗽明显

6. 肺癌患者的咳嗽音调特点为(   )

  A. 鸡鸣样咳嗽   B. 金属音咳嗽   C. 犬吠样咳嗽

  D. 声音嘶哑   E. 无声咳嗽

7. 患者,女,75 岁,诊断为肺癌,患者出现胸痛提示肿瘤(   )

  A. 压迫喉返神经   B. 侵犯心包   C. 侵犯胸膜

  D. 压迫食管   E. 压迫颈交感神经

8. 患者,女,75 岁,诊断为肺癌,患者出现声音嘶哑提示肿瘤(   )

  A. 压迫喉返神经   B. 侵犯心包   C. 侵犯胸膜

  D. 压迫食管   E. 压迫颈交感神经

9. 患者,女,75 岁,诊断为肺癌,患者出现吞咽困难提示肿瘤(   )

  A. 压迫喉返神经   B. 侵犯心包   C. 侵犯胸膜

  D. 压迫食管   E. 压迫颈交感神经

10. 下列关于霍纳(Horner)综合征的阐述,错误的是(   ) [多选题]

  A. 眼球内陷   B. 患侧上睑下垂   C. 瞳孔缩小

  D. 声音嘶哑   E. 同侧额部与胸壁少汗或无汗

11. 肺癌肺外转移最常见的部位为(   )

  A. 中枢神经系统   B. 骨骼   C. 肝脏

  D. 锁骨上淋巴结   E. 胃肠道

12. 患者,男,70 岁,因"刺激性干咳、咯血"入院。可做下列哪项检查确诊肺癌(   )

  A. 胸部 X 线检查   B. 胸部 CT 检查

  C. 痰脱落细胞检查   D. 纤维支气管镜检查

  E. 基因诊断

13. 早期肺癌的最佳治疗手段是(   )

  A. 化疗   B. 放疗   C. 靶向治疗

  D. 经支气管镜介入治疗   E. 手术治疗

14. 下列哪种类型的肺癌对化疗最敏感(   )

  A. 鳞状细胞癌   B. 腺癌   C. 大细胞癌

  D. 小细胞癌   E. 淋巴上皮瘤样癌

15. 患者,女,75 岁,诊断为肺癌,下列关于饮食指导,正确的是(　　　　　)［多选题］

   A. 高热量、高蛋白、高维生素饮食

   B. 多摄入水果蔬菜

   C. 吞咽困难者宜采取半卧位进食

   D. 可采取肠内营养或静脉营养

   E. 提供轻松、舒适、愉快的进食环境

参考答案

1. D　　　2. B　　3. E　　4. A　　5. D　　6. B　　7. C　　8. A　　9. D

10. ABCE　11. D　　12. D　　13. E　　14. D　　15. ABCDE

第九节　呼　吸　衰　竭

学习目标

1. 了解呼吸衰竭的病理生理改变。

2. 掌握呼吸衰竭的临床表现、主要护理问题、护理措施和健康指导。

3. 熟悉呼吸衰竭的病因、低氧血症和高碳酸血症的发生机制及对机体的影响。

典型案例（Ⅰ型呼吸衰竭）

刘某,男,75 岁。因"咳嗽咳痰半月、加重伴呼吸困难 1 天"入院。身体评估: T 36.8 ℃,P 115 次/分,R 22 次/分,BP 110/80 mmHg。神志清楚,精神萎靡,咳嗽,咳黄脓痰,双肺呼吸音粗,可闻及广泛湿啰音。实验室及其他检查:血常规示白细胞 $16 \times 10^9/L$,中性粒细胞 85%。胸部 X 线检查示双肺下叶片状实变阴影,动脉血气分析结果显示,pH 7.45,$PaCO_2$ 36 mmHg,PaO_2 50 mmHg。

病因/发病机制（Ⅰ型呼吸衰竭）

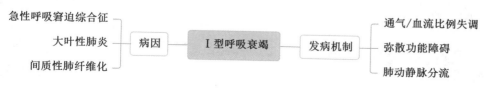

图 1-9-1　Ⅰ型呼吸衰竭

✏️ **典型案例**（Ⅱ型呼吸衰竭）

　　王某，男，75 岁。COPD 病史 20 年。因"感冒"后咳嗽、咳痰、呼吸困难加重，并出现头痛、烦躁不安、嗜睡等症状入院。身体评估：T 38.2 ℃，P 105 次/分，R 30 次/分，BP 130/80 mmHg。意识模糊，查体欠合作。桶状胸，双肺呼吸音减弱，可闻及湿啰音。实验室及其他检查：血常规示白细胞 18×10^9/L，中性粒细胞 89%。动脉血气分析结果显示，pH 7.45，$PaCO_2$ 60 mmHg，PaO_2 45 mmHg。

📄 **病因/发病机制**（Ⅱ型呼吸衰竭）

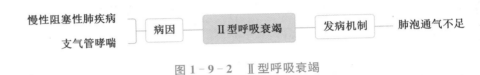

图 1-9-2　Ⅱ型呼吸衰竭

🔖 **护理诊断**

　　1. 气体交换受损　与非心源性肺水肿、通气/血流比例失调等有关。

　　2. 清理呼吸道无效　与呼吸道感染、分泌物过多或黏稠、咳嗽无力及大量液体和蛋白质漏入肺泡有关。

　　3. 潜在并发症：电解质紊乱、消化道出血、心力衰竭、休克等。

🔗 **护理要点**

　　1. 休息与卧位：采取半卧位或坐位，利于呼吸。对于烦躁不安、意识模糊的患者加床挡，防坠床。

　　2. 饮食护理：给予高热量、高蛋白、高维生素、易消化的饮食，避免进食易产气食物。避免进食辛辣刺激的食物。昏迷患者给予鼻饲。

　　3. 保持呼吸道通畅：协助患者排痰，遵医嘱使用祛痰剂。

　　4. 氧疗护理：低氧血症伴高碳酸血症患者给予低流量、低浓度吸氧；低氧血症不伴高碳酸血症患者给予高浓度吸氧，观察氧疗的效果。

　　5. 病情观察：观察咳嗽咳痰、呼吸困难、意识状况，监测动脉血气分析的结果等。

📚 **例　题**

　　1. 下列属于呼吸衰竭病因的是（　　　　　）　[多选题]

　　　　A. COPD　　　　　　　　B. 重症哮喘　　　　　　C. 重症肺炎

　　　　D. 重症肌无力　　　　　E. 肺栓塞

2. Ⅰ型呼吸衰竭的特点和发病机制为（　　　）

    A. $PaO_2<60$ mmHg，$PaCO_2>50$ mmHg；通气功能障碍

    B. $PaO_2<60$ mmHg，$PaCO_2>50$ mmHg；换气功能障碍

    C. $PaO_2<60$ mmHg；通气功能障碍

    D. $PaO_2<60$ mmHg；换气功能障碍

    E. $PaO_2<60$ mmHg；通气和换气功能障碍

3. Ⅱ型呼吸衰竭的特点和发病机制为（　　　）

    A. $PaO_2<60$ mmHg，$PaCO_2>50$ mmHg；通气功能障碍

    B. $PaO_2<60$ mmHg，$PaCO_2>50$ mmHg；换气功能障碍

    C. $PaO_2<60$ mmHg；通气功能障碍

    D. $PaO_2<60$ mmHg；换气功能障碍

    E. $PaO_2<60$ mmHg；通气和换气功能障碍

4. 弥散障碍以低氧血症为主的原因为（　　　）

    A. CO_2 的弥散能力为 O_2 的 10 倍

    B. CO_2 的弥散能力为 O_2 的 20 倍

    C. O_2 的弥散能力为 CO_2 的 10 倍

    D. O_2 的弥散能力为 CO_2 的 20 倍

    E. O_2 的弥散能力为 CO_2 的 30 倍

5. 中枢神经系统出现不可逆性的脑损害的时间是供氧完全停止（　　　）

    A. 5～6 分钟　　　　　　　B. 4～5 分钟　　　　　　　C. 3～4 分钟

    D. 6～8 分钟　　　　　　　E. 7～8 分钟

6. 患者，男，70 岁，COPD 病史 20 年。近日因"感冒"咳嗽、咳痰、呼吸困难症状加重，今晨患者头痛、烦躁不安、嗜睡。应考虑患者并发了（　　　）

    A. 脑出血　　　　　　　　B. 脑血栓　　　　　　　　C. 肺性脑病

    D. 窒息　　　　　　　　　E. 右心衰竭

7. 呼吸衰竭患者最早出现的临床表现为（　　　）

    A. 发绀　　　　　　　　　B. 精神紊乱　　　　　　　C. 血压升高

    D. 呼吸困难　　　　　　　E. 颈静脉怒张

8. 呼吸衰竭患者因呼吸困难出现发绀的部位包括（　　　）[多选题]

    A. 口唇　　　　　　　　　B. 手臂　　　　　　　　　C. 足部

    D. 指甲　　　　　　　　　E. 舌

9. 明确诊断呼吸衰竭的检查方法为（　　　）

    A. 动脉血气分析　　　　　B. 胸部 X 线检查　　　　　C. 血常规检查

D. 胸部 CT 检查   E. 纤维支气管镜检查

10. 患者,女,75 岁,诊断为 Ⅱ 型呼吸衰竭,动脉血气分析结果显示,pH 7.45,$PaCO_2$ 70 mmHg,PaO_2 40 mmHg。纠正患者缺氧和二氧化碳潴留最重要的措施为 ( )

    A. 氧疗   B. 支持疗法   C. 呼吸兴奋药

    D. 机械通气   E. 保持呼吸道通畅

11. 患者,女,75 岁,诊断为 Ⅱ 型呼吸衰竭,动脉血气分析结果显示,pH 7.25,$PaCO_2$ 70 mmHg,PaO_2 40 mmHg。给予患者的氧疗浓度正确的为( )

    A. 34%   B. 35%   C. 36%

    D. 37%   E. 38%

12. 患者,女,75 岁,诊断为 Ⅰ 型呼吸衰竭,动脉血气分析结果显示,PH 7.45,$PaCO_2$ 35 mmHg,PaO_2 40 mmHg。给予患者的氧疗浓度正确的为( )

    A. 32%   B. 33%   C. 34%

    D. 35%   E. 36%

13. 下列有关呼吸兴奋药的使用,正确的为( ) [多选题]

    A. 保持呼吸道通畅为前提   B. 目前临床上的应用不断减少

    C. 不可突然停药   D. 常用药物为多沙普仑

    E. 不宜用于换气功能障碍为主所致的呼吸衰竭

14. 引起呼吸衰竭患者病情急性加重常见的原因为( )

    A. 空气污染   B. 创伤   C. 肺栓塞

    D. 应用大量镇静药物   E. 感染

参考答案

1. ABCDE   2. D   3. A   4. B   5. B   6. C   7. D   8. ADE

9. A   10. E   11. A   12. E   13. ABCDE   14. E

第二章

循环系统疾病患者的护理

第一节 慢性心力衰竭

学习目标

1. 了解心衰的病理生理和诊断要点。

2. 掌握慢性心力衰竭的病因、诱因、心功能分级、洋地黄的中毒反应及护理措施。

3. 熟悉慢性心力衰竭的药物治疗。

典型案例

患者李某,男,70岁。自诉间断胸闷、喘憋、呼吸困难3年余,加重半月。患者既往有冠心病、高血压病史6年余,长期服药治疗,间断出现活动后胸闷、憋喘。近3年来患者轻微活动后即出现喘憋,伴有乏力、腹胀、尿量减少。身体评估:T 36.5 ℃,P 98次/分,R 26次/分,BP 165/80 mmHg,口唇紫绀,颈静脉怒张,双肺呼吸音粗,可闻及双肺底湿啰音,心率98次/分,心律齐,三尖瓣区可闻及收缩期吹风样杂音。腹软无压痛及反跳痛,双下肢凹陷性水肿。实验室检查:NT-proBNP 4 500 pg/mL,心电图显示广泛心肌缺血。心脏彩超显示心脏增大,EF＜50％。

病因/发病机制

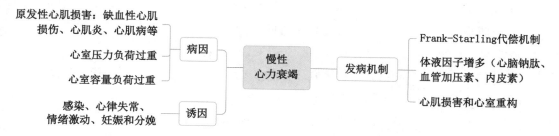

图 2-1 慢性心力衰竭

护理诊断

1. 体液过多 与右心衰竭致体循环淤血、水钠潴留、低蛋白血症相关。
2. 活动无耐力 与心排血量下降相关。
3. 气体交换受限 与左心衰竭致肺循环淤血相关。
4. 潜在并发症：洋地黄中毒。

护理要点

1. 休息与活动：根据心功能分级情况确定活动量。注意长期卧床易导致静脉血栓形成、肺栓塞、直立性低血压等，同时可导致消化功能降低、肌肉萎缩等。

2. 病情观察：监测血氧饱和度、血气分析；观察水肿的消长情况，每日测量体重，准确记录出入量，适当控制液体摄入量；观察心率、心律、血压、尿量等变化。

3. 用药护理：① 利尿药：长期使用利尿药容易出现电解质紊乱等不良反应。排钾利尿药，如呋塞米，易致低钾血症，从而诱发心律失常或洋地黄中毒。应多补充富含钾盐的食物或遵医嘱补钾盐。保钾利尿药，如螺内酯片，主要不良反应是高钾血症，故应监测血钾，当血钾高时，遵医嘱停用保钾类利尿药，同时禁食富含钾的食物，严密观察心电图变化。② 洋地黄药物：消化道症状是洋地黄中毒最早的表现。心律失常是洋地黄中毒最严重、最主要的反应。洋地黄中毒的护理：遵医嘱立即停用洋地黄类药物；低血钾者补充钾盐，停用排钾利尿药，纠正心律失常。③ 血管扩张剂：使用时严密监测心率及血压，根据心率及血压调节剂量和滴速。

例 题

1. 心力衰竭患者饮食护理中，建议低热量饮食的目的是（   ）
   A. 减轻体重　　　　　　　B. 保护肾脏　　　　　　　C. 减轻心脏负担
   D. 减少钠摄入　　　　　　E. 增加肝解毒

2. 心源性水肿的原因是（   ）
   A. 左心衰竭　　　　　　　B. 心包炎　　　　　　　　C. 右心衰竭
   D. 心肌炎　　　　　　　　E. 心肌病

3. 慢性左心衰竭的护理诊断是（   ）
   A. 体液不足　　　　　　　B. 活动无耐力　　　　　　C. 营养失调
   D. 有窒息的危险　　　　　E. 清理呼吸道无效

4. 服用洋地黄后，患者将白墙看成黄墙的原因是（   ）
   A. 心衰好转征象　　　　　B. 血钠过高　　　　　　　C. 血钾过低

D. 血镁过低　　　　　　E. 洋地黄中毒

5. 心力衰竭患者给予利尿药的用意是（　　　）

A. 加强心肌收缩力　　　　B. 排出过多的体液

C. 排出多余的血钾　　　　D. 保护肾脏

E. 增加消化功能

6. 心衰患者长期卧床者应协助下肢被动运动,用意是（　　　）

A. 避免下肢瘫痪　　　　　B. 增强四肢末梢血运

C. 避免四肢肌萎缩　　　　D. 运动可增进食欲

E. 避免下肢静脉血栓形成

7. 心力衰竭的基本病因之一是（　　　）

A. 大量饮酒　　　　　　　B. 长期吸烟

C. 长期卧床休息　　　　　D. 长期情绪紧张

E. 心脏长期负荷过重

参考答案

1. C　　2. A　　3. B　　4. E　　5. B　　6. E　　7. E

第二节　急性左心衰竭

学习目标

1. 了解其发病机制及病理生理变化。
2. 掌握急性左心衰的临床表现、抢救配合与护理措施。
3. 熟悉急性心力衰竭的病因和诱因。

典型案例

　　患者王某,男,67岁。间断呼吸困难3年余,加重2天。患者既往有冠心病病史5年余,长期服药治疗。近3年来患者每当劳累、情绪激动或受凉后出现上述症状,近2天患者感冒后突然出现夜间喘憋,端坐呼吸,咳粉红色泡沫样痰。身体评估:T 36.9 ℃,P 110次/分,R 34次/分,BP 170/98 mmHg,烦躁不安,口唇紫绀,颈静脉怒张,双肺呼吸音粗,可闻及双肺底大量湿性啰音。心率110次/分,律齐,心尖区可闻及舒张期奔马律。腹胀,无压痛及反跳痛,双下肢凹陷性水肿。实验室检查:NT -

proBNP＞30 000 pg/mL,心电图显示窦性心动过速,广泛心肌缺血。心脏彩超显示心脏增大,EF＜50％。

📑 病因/发病机制

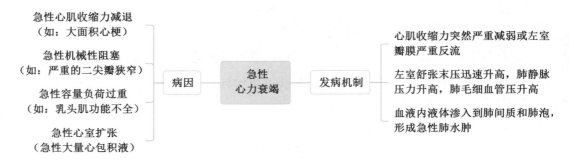

图 2-2　急性左心衰竭

📑 护理诊断

1. 气体交换受限　与左心衰竭致肺循环淤血有关。

2. 体液过多　与右心衰竭致体循环淤血、水钠潴留有关。

3. 活动无耐力　与心排血量下降有关。

4. 潜在并发症:洋地黄中毒、心律失常。

📑 护理要点

1. 配合抢救、病情监测:立即吸氧、心电监护,协助患者取坐位,双下肢下垂。严密监测血压、呼吸、心率、血氧饱和度、心电图,检查血电解质、血气分析等。观察患者意识、精神状态,皮肤颜色、温度及出汗情况,肺部啰音或哮鸣音的变化,记出入量。

2. 用药护理:迅速建立两条静脉通道,遵医嘱使用利尿药、血管扩张剂、正性肌力药物及吗啡镇静剂等药物,观察疗效与药物的不良反应。如使用硝酸甘油等血管扩张剂需严格按医嘱定时监测血压,用输液泵控制滴速,根据血压调整剂量,维持收缩压在90～100 mmHg。同时,每天摄入液体量不宜超过2 000 mL以减少水钠潴留。

📑 例　题

1. 左心衰竭患者出现肺淤血时,其护理诊断可以是(　　　)

　　A. 气体交换受损　　　　　　B. 活动无耐力　　　　　　C. 组织灌注不良

　　D. 营养失调　　　　　　　　E. 皮肤完整性受损

2. 服用洋地黄药物后出现厌食、恶心,是因为出现了(　　　)

　　A. 伴发慢性胃炎　　　　　　B. 伴发急性胃炎　　　　　C. 伴发胰腺炎

　　D. 洋地黄中毒　　　　　　　E. 心衰好转

3. 急性心力衰竭中,最常见的临床类型是(　　　)

　　A. 左心衰　　　　　　　　　B. 右心衰　　　　　　　　C. 全心衰

　　D. 心肌炎　　　　　　　　　E. 心肌病

4. 急性左心衰,最主要的临床表现为(　　　)

　　A. 急性体循环静脉淤血　　　B. 急性上腔静脉淤血

　　C. 急性下腔静脉淤血　　　　D. 急性肺水肿

　　E. 急性消化道淤血

5. 患者端坐位时,可减轻左心衰的呼吸困难其机制是(　　　)

　　A. 减轻门静脉淤血　　　　　B. 减轻上腔静脉淤血

　　C. 减轻下腔静脉淤血　　　　D. 减轻肺淤血

　　E. 减轻肠系膜静脉淤血

6. 急性左心衰发作时,其护理诊断首先考虑是(　　　)

　　A. 体液增加　　　　　　　　B. 气体交换受损　　　　　C. 营养失调

　　D. 恐惧　　　　　　　　　　E. 心排出量减少

7. 急性心衰时,其护理诊断中气体交换受损的诊断依据是(　　　)

　　A. 肺静脉瘀血　　　　　　　B. 上腔静脉瘀血　　　　　C. 下腔静脉瘀血

　　D. 肺动脉高压　　　　　　　E. 主动脉高压

8. 减轻急性左心衰出现的呼吸困难,首先的护理措施是(　　　)

　　A. 低浓度吸氧　　　　　　　B. 利尿低盐饮食　　　　　C. 注射吗啡

　　D. 平卧抬双腿　　　　　　　E. 端坐位,双腿下垂

参考答案

1. A　　2. D　　3. A　　4. D　　5. D　　6. B　　7. A　　8. E

第三节　心　律　失　常

学习目标

1. 了解心律失常的分类、发生机制、抗心律失常药物不良反应。

2. 掌握各种心律失常的概念;掌握心房颤动、心室颤动等常见的心电图特点。

3. 熟悉心律失常的病因、临床表现、治疗要点。

 典型案例一 （心房颤动）

患者,女,50 岁。间断心悸 1 年,加重半小时。患者近 1 年反复出现心慌,持续时间不定,给予口服"稳心颗粒",效果欠佳。半小时前患者运动后出现心悸加重,胸闷、头晕,急来诊。身体评估：T 36.3 ℃,P 115 次/分,R 30 次/分,BP 167/88 mmHg 神志清,精神欠佳,听诊双肺呼吸音清,未闻及啰音。心率 150 次/分,心律绝对不齐,第一心音强弱不等。腹软,无压痛及反跳痛,双下肢无水肿。心电图显示 P 波消失,代之大小形态不规则的 f 波,R - R 间期极不规则。

 典型案例二 （心室颤动）

患者,女,78 岁。胸闷、胸痛 1 小时,突发意识不清 2 分钟。患者 1 小时前出现心前区不适,胸闷、胸痛,压榨感,口服"速效救心丸",症状持续不缓解。2 分钟前突发意识不清,呼之不应,立即给予院内抢救。身体评估：患者神志不清,脉搏触不及,血压测不出,血氧饱和度 60%,听诊心音消失,双下肢无水肿。心电监护显示心率 180 次/分,颤动波。

病因/发病机制

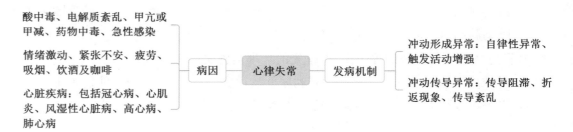

图 2 - 3　心律失常

护理诊断

1. 活动无耐力　与心律失常导致心悸或心排血量减少有关。

2. 有受伤的危险　与心律失常引起的头晕、晕厥、心源性休克有关。

3. 潜在并发症：脑栓塞、心力衰竭、猝死。

4. 焦虑　与心律失常反复发作、疗效欠佳、担心血栓栓塞有关。

护理要点

1. 体位与休息：当患者心律失常发作,嘱患者采取高枕卧位或半卧位,尽量避免左侧卧位。必要时,遵医嘱给予镇静剂。对于持续性室性心动过速、窦性停搏、二度Ⅱ型或三度房室传导阻滞等严重心律失常患者,应绝对卧床休息。

2. 饮食护理:给予低热量、低脂、高蛋白、高维生素、易消化饮食,少量多餐,避免过饱;戒烟酒,禁食刺激性食物、浓茶、咖啡。心动过速者保持大便通畅,避免屏气用力。

3. 用药护理:抗心律失常药物,注意给药途径、剂量、速度、时间。静脉滴注药物尽量使用静脉泵调节滴速,静脉推注药物时速度宜慢(腺苷除外),一般在5~15分钟内推注完。观察药物疗效和不良反应,必要时监测心电图。

4. 病情观察:密切观察生命体征,同时测量脉率和心率,时间不少于1分钟。注意观察患者有无胸闷、心悸、呼吸困难、晕厥等症状;监测电解质变化,尤其是血钾;严重心律失常者,持续心电监护,严密监测心率、心律、呼吸、脉搏、血压、血氧饱和度以及心电图的变化。发现频发(每分钟>5次)、多源性、成对的或呈R-on-T现象的室性期前收缩、室性心动过速、窦性停搏、二度Ⅱ型或三度房室传导阻滞、室扑、室颤等,立即报告医生,做好抢救准备。

📖 例 题

1. 下列哪项不是严重心律失常先兆( )
   A. 室性早搏出现 R-on-T 现象
   B. 频发性室性早搏>5 次/分
   C. 多源性室性早搏
   D. 室性早搏呈二联律
   E. 窦性心动过速

2. 电极复律前正确的准备措施是( )
   A. 停服洋地黄 2～3 天   B. 禁食 4 h,排空大小便
   C. 褥垫保证松软无硬物   D. 暂时拔除吸氧导管
   E. 忌用镇静剂

3. 关于心房颤动的说法,不正确的一项是( )
   A. 多见于器质性心脏病   B. 心房率多见 350～600 次/分
   C. 心室率快而不规则   D. 脉率大于心率
   E. 极易发生心源性晕厥

4. 房颤发生后易引起哪种合并症( )
   A. 严重心力衰竭   B. 心源性休克
   C. 体循环动脉栓塞   D. 神志模糊、抽搐

E. 肺内感染

5. 电复律的绝对适应证是（　　　）

    A. 阵发性室速   B. 心房颤动   C. 心房扑动

    D. 心室颤动   E. 预激综合征

6. 在临床上最常见的心律失常是（　　　）

    A. 过早搏动   B. 预激综合征   C. 心房颤动

    D. 房室传导阻滞   E. 室上性阵发性心动过速

7. 不符合心房颤动的心电图特征是（　　　）

    A. 形态大小不一的 f 波   B. R－R 间隔不相等

    C. QRS 波形态正常   D. 窦性 P 波消失

    E. 心室率 350～600 次/分

8. 心电监护发现以下情况需准备急救处理,哪项除外（　　　）

    A. 持久性心房颤动   B. 反复短阵性室速

    C. 三度房室传导阻滞   D. 多源室早二联律

    E. 室性早搏 R－on－T 现象

9. 心房颤动的心电图表现为（　　　）

    A. P 波消失代之以 f 波,且 R－R 间期绝对不规则

    B. P－QRS－T 波群消失,代之以不规则的波浪状曲线

    C. P 波与 QRS 波完全无关,且 P－P 间期＜R－R 间期

    D. 连续 3 个或 3 个以上的房性期前收缩

    E. P 波消失代之以 F 波,R－R 间期规则或不规则

10. 最危急的心律失常是（　　　）

    A. 房室传导阻滞   B. 窦性心动过速   C. 心房颤动

    D. 心室颤动   E. 室上性阵发性心动过速

11. 28 岁男性高度近视患者,自诉突然感到心悸,听诊心率 200 次/分,心律匀齐,强弱
    均等,血压尚正常,考虑患者此时最可能发生的是（　　　）

    A. 窦性心动过速   B. 室上性心动过速   C. 室性心动过速

    D. 心室颤动   E. 心房颤动

📝 参考答案

    1. E   2. A   3. D   4. C   5. D   6. A   7. E   8. A   9. A

    10. D   11. B

第四节　心脏瓣膜病

学习目标

1. 了解心脏瓣膜病治疗原则。
2. 掌握各型心脏瓣膜病的典型症状和体征、常见护理诊断和护理措施。
3. 熟悉各型心脏瓣膜病的病因及发病机制、辅助检查。

典型案例

患者,女,50岁,反复发作活动后心慌、气短6年余,加重1周。患者20多年前患有风湿性关节炎,间断抗风湿治疗,目前关节畸形。6年前出现劳累后心慌、气短,1周前受凉后出现咳嗽,咳少量白色泡沫痰,痰中带血丝,动则心慌、胸闷,头晕、乏力,夜间呼吸困难,不能平卧。身体评估:T 38.5 ℃,P 76次/分,R 28次/分,BP 100/65 mmHg,神志清楚,口唇发绀,颧骨暗红,心率126次/分,心律不齐,心尖区可闻及舒张期中晚期隆隆样杂音,双下肢凹陷性水肿。

病因/发病机制

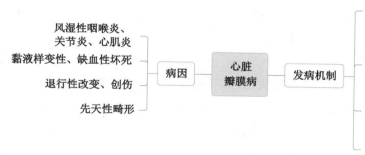

图 2-4　心脏瓣膜病

护理诊断

1. 活动无耐力　与心排血量减少有关。
2. 体温过高　与风湿活动、并发感染有关。
3. 潜在并发症:心力衰竭、心律失常、栓塞、感染性心内膜炎等。

4. 知识缺乏：缺乏风心病的预防保健知识。

5. 焦虑：与慢性疾病进行性加重，担心手术、预后及并发症等。

护理要点

1. 休息与活动：风湿活动期卧床休息，限制活动量，病情好转后逐渐增加活动量。有血栓者，应绝对卧床休息，以防脱落造成栓塞；病情允许时，鼓励并协助患者翻身、活动下肢、按摩、用温水泡脚或下床活动，防止下肢深静脉血栓形成。

2. 饮食护理：给予高热量、高蛋白、高维生素的清淡易消化食物，少食多餐，避免过饱，有心衰者予低盐饮食；多食新鲜蔬菜、水果，保持大便通畅。

3. 用药护理：使用青霉素时，应常规做皮试。服用阿司匹林、华法林，防止附壁血栓形成。阿司匹林的主要不良反应有胃肠道反应；在使用阿司匹林和华法林过程中，密切观察有无出血倾向，必要时需停药，给予维生素 K 注射。

4. 病情监测：注意观察体温、心率、心律、呼吸及血压，警惕心房颤动、心力衰竭等并发症。密切观察有无栓塞征象，防止和及时发现血栓栓塞，如脑栓塞者言语不清、肢体活动受限、偏瘫，四肢动脉栓塞可引起肢体剧烈疼痛、皮肤颜色温度改变，肾动脉栓塞者剧烈腰痛，肺动脉栓塞者突然剧烈胸痛、呼吸困难、咯血、发绀甚至休克。

例 题

1. 风湿性心脏瓣膜病中，其中二尖瓣狭窄最有价值的体征是（　　　）

    A. 心尖区收缩期吹风样杂音　　　　B. 二尖瓣面容

    C. 右心室肥大　　　　　　　　　　D. 肺动脉瓣区第二音亢进

    E. 心尖区舒张期隆隆样杂音

2. 患者，男，45 岁，患慢性风湿性心脏瓣膜病，除具有原发症状外，突然出现一侧下肢剧痛，动脉搏动消失，局部皮肤苍白、发凉、紫绀，应考虑是（　　　）

    A. 下肢静脉炎　　　　　　B. 上肢动脉栓塞　　　　　　C. 脑栓塞

    D. 下肢动脉堵塞　　　　　E. 肺栓塞

3. 二尖瓣狭窄时血流动力学改变首先引起（　　　）

    A. 左心房肥大　　　　　　B. 左心室肥大　　　　　　　C. 右心室肥大

    D. 肺动脉扩张　　　　　　E. 肺淤血

4. 主动脉瓣关闭不全时，患者心脏病变可出现以下哪项（　　　）

    A. 心房纤颤　　　　　　　B. 左房肥大　　　　　　　　C. 右房肥厚

    D. 左心衰竭　　　　　　　E. 右心衰竭

5. 主动脉瓣关闭不全，患者可出现（　　　）

    A. 心尖搏动移向左下　　　　B. 交替脉

    C. 主动脉瓣区收缩期杂音　　D. 缓脉

    E. 奇脉

6. 主动脉瓣关闭不全患者发生心绞痛是由于（　　　）

    A. 冠状动脉供血不足　　　　B. 收缩期血压过高

    C. 舒张期血压过低　　　　　D. 冠状动脉堵塞

    E. 心包疾病

7. 二尖瓣狭窄时常发生（　　　）

    A. 左房附壁血栓　　　　B. 肺缺血　　　　C. 左心室肥大

    D. 右心室肥大　　　　　E. 心包炎

8. 主动脉瓣关闭不全可致（　　　）

    A. 左心室肥大　　　　B. 左心房肥大　　　　C. 右心室肥大

    D. 右心房肥大　　　　E. 心肌炎

9. 诊断主动脉瓣关闭不全最重要的体征是（　　　）

    A. 心界扩大呈靴形　　　　B. 主动脉瓣区第二音减弱

    C. 周围血管征　　　　　　D. 心前区抬举性搏动

    E. 主动脉瓣区闻及舒张期杂音

参考答案

1. E　　2. D　　3. A　　4. D　　5. A　　6. A　　7. A　　8. A　　9. E

第五节　稳定型心绞痛

学习目标

1. 了解冠心病的临床分型及病理生理变化。

2. 掌握稳定型心绞痛患者的身体评估及护理要点。

3. 熟悉心绞痛的病因、诱因及发作期的心电图特点。

典型案例

    患者，男，55岁。间断胸闷、胸痛4年余。患者高脂血症20余年，高血压病史10余年，均未系统治疗。近4年来患者反复出现活动后心慌、胸闷，心前区闷痛紧缩感，持续时间几秒至几分钟不等,休息后好转。身体评估:T 36.4 ℃,P 84 次/分,R 18 次/分,BP 167/106 mmHg。听诊双肺呼吸音清,无干湿性啰音,心率 84 次/分,心律齐,心脏各瓣膜未闻及病理性杂音,双下肢无水肿。心电图显示多导联 ST - T 段压低。

病因/发病机制

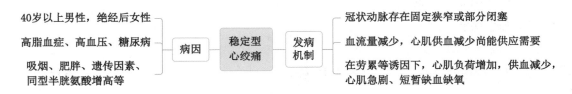

图 2 - 5　稳定型心绞痛

护理诊断

1. 疼痛:胸痛 与心肌缺血、缺氧相关。

2. 活动耐力下降 与心肌氧气的供应失调有关。

3. 潜在并发症:心肌梗死。

4. 知识缺乏:缺乏有关本病的病因及防治知识。

护理要点

1. 休息与吸氧:心绞痛发作时,立即停止活动,给予鼻导管或面罩吸氧,氧流量 2～4 L/min,改善心肌缺氧减轻症状。

2. 饮食护理:饮食宜低钠、低脂、低胆固醇、富含维生素 C、清淡、易消化,少量多餐,避免过饱,以免加重心脏负担。多进食新鲜蔬菜、水果,适量摄入粗纤维食物,保持大便通畅。

3. 用药护理:① 抗血小板聚集药物:阿司匹林易引起消化道不适及全身出血倾向,密切监测出血症状及凝血指标。② 硝酸酯制剂:心绞痛发作时给予舌下含服硝酸甘油,3～5 分钟可缓解,如不缓解,5 分钟后再含服一次,连续使用 3 次,仍不缓解,立即通知医生。静滴硝酸甘油者,根据血压情况控制滴速,用药后常出现面部潮红、头部胀痛、心悸等不适,应提前告知患者。③ β受体拮抗剂:美托洛尔,使用时要减小剂量,以免引起直立性低血压;避免突然停药,以免诱发心肌梗死;监测血压、心率,低血压、支气管哮喘、心动过缓、二度或二度以上房室传导阻滞者不宜使用。④ 他汀类药物:辛伐他汀,可引起肝脏损害和肌病,用药期间应严密监测血清转氨酶。

4. 监测病情：评估心绞痛的部位、性质、程度、持续时间及缓解方式,持续心电监测,严密监测心率、心律、血压变化,观察患者有无面色苍白、大汗、恶心、呕吐等。

🍎 例　题

1. 控制心绞痛发作的首选药物是(　　)

A. 复方丹参　　　　　　　B. 硝酸甘油　　　　　　　C. 双嘧达莫

D. 地西泮　　　　　　　　E. 阿司匹林

2. 心绞痛发作时首要的护理措施是(　　)

A. 立即心电监护　　　　　B. 指导患者放松

C. 建立静脉通路　　　　　D. 监测生命体征

E. 让患者立即停止活动

3. 硝酸酯类药治疗心绞痛的最主要机制是(　　)

A. 扩张小动脉,降低心脏后负荷

B. 扩张周围血管,降低心脏前后负荷

C. 直接扩张冠状动脉

D. 减慢心率

E. 扩张小静脉,降低心脏前负荷

4. 心绞痛发作时不出现下列哪项心电图改变(　　)

A. ST 段降低>0.05 mV　　　B. ST 段降低,伴 T 波倒置

C. T 波平坦、双相或倒置　　　D. QRS 波群> 0.12 s

E. ST 段抬高,伴 T 波倒置

5. 心绞痛发作的典型部位是(　　)

A. 心前区向左上臂放射　　　B. 剑突下

C. 胸骨后下段　　　　　　　D. 胸骨后中上段

E. 心尖区

6. 对诊断冠心病有重要价值的检查方法,哪项除外(　　)

A. 心电图连续监测　　　　　B. 心电图检查

C. 心脏 X 线检查　　　　　　D. 放射性核素检查

E. 冠状动脉造影

📔 参考答案

1. B　　2. E　　3. C　　4. D　　5. D　　6. C

第六节 急性心肌梗死

学习目标

1. 了解心肌梗死的并发症。

2. 掌握冠心病的临床分型、心绞痛疼痛发作特点及心肌梗死临床表现;心绞痛、心肌梗死患者的主要护理诊断、护理措施及健康教育内容;心肌梗死心电图特征性改变。

3. 熟悉心肌梗死的病因、诱因、治疗原则。

典型案例

患者,男性,58 岁。阵发性胸闷、胸痛 5 年余,加重 1 小时。既往高脂血症、高血压病史 10 余年,均未规律治疗。患者 5 年来反复出现心前区不适,未重视。1 小时前患者情绪激动后出现心前区剧烈疼痛,压榨感,大汗、憋闷,疼痛并向左肩部及左臂处放射,含服"硝酸甘油"疼痛不能缓解。身体评估:T 36.6 ℃,P 95 次/分,R 26 次/分,BP 170/110 mmHg,神志清,痛苦貌,听诊双肺呼吸音清,无干湿性啰音,心率 95 次/分,律不齐,可闻及早搏,心脏各瓣膜未闻及病理性杂音,双下肢无水肿。实验室检查:肌酸激酶、肌酸激酶同工酶、肌钙蛋白 T 均异常升高。心电图显示 $V_1 \sim V_6$ 导联 ST 段弓背抬高。

病因/发病机制

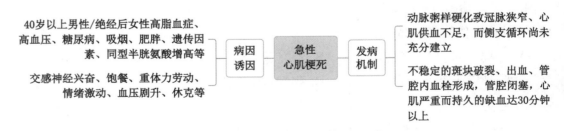

图 2-6 急性心肌梗死

护理诊断

1. 疼痛:胸痛 与心肌缺血致心肌坏死有关。

2. 活动耐力下降 与心肌氧气的供应失调有关。

3. 潜在并发症:心力衰竭、心律失常、猝死等。

4. 恐惧 与心肌梗死发作时的濒死感、监护室的陌生环境及担心疾病预后有关。

护理要点

1. 休息与吸氧：急性心肌梗死患者发病 12 小时内绝对卧床休息,保持环境安静。给予鼻导管或面罩吸氧,氧流量 2~4 L/min。

2. 饮食护理：发病后 4~12 小时内,给予流质饮食,逐步过渡到半流食、软食、普食;给予低钠、低脂、低胆固醇、富含维生素 C、清淡易消化饮食,少量多餐,避免过饱。急性期遵医嘱给予缓泻剂,避免用力排便,以防发生猝死。

3. 病情观察：急性心肌梗死患者,立即给予心电监护,观察心率、心律、血压和心功能情况,准备急救物品,如除颤仪、抗心律失常药等,建立静脉通路,随时准备抢救。观察有无并发症,预防心律失常、心源性休克和心力衰竭;防止电解质紊乱或酸碱平衡失调。

4. 用药护理：① 镇痛药物：应用吗啡或哌替啶止痛,注意观察有无呼吸抑制;静滴硝酸酯类药物时,要定时监测血压,维持收缩压在 100 mmHg 以上。② 溶栓治疗：选择溶栓前询问患者有无溶栓禁忌证,做好溶栓前血常规,出、凝血时间和血型检查。密切观察患者对溶栓药物有无发生过敏、内脏出血等不良反应。

例 题

1. 急性心肌梗死在监护中发现哪种情况应作紧急处理（　　）
   A. 室性早搏每分钟 3 次　　　　B. 窦性心律不齐　　　　　　C. 心房颤动
   D. 一度房室传导阻滞　　　　　E. 室性早搏出现 R - on - T

2. 除急性心肌梗死外,下列哪一疾病在心电图上可出现异常深的 Q 波（　　）
   A. 病毒性心肌炎　　　　　　　B. 扩张型心肌病　　　　　　C. 肥厚型心肌病
   D. 限制型心肌病　　　　　　　E. 克山病

3. 急性广泛前壁心肌梗死特征性的心电图改变应见于（　　）
   A. V_1~V_3　　　　　　　　　B. V_3~V_5　　　　　　　C. V_5、Ⅰ、aVL
   D. V_1~V_5　　　　　　　　　E. Ⅱ、Ⅲ、aVF

4. 心电图描记在Ⅱ、Ⅲ、aVF 导联出现 ST 段抬高及宽而深的 Q 波,诊断为（　　）
   A. 不稳定型心绞痛　　　　　　B. 急性下壁心肌梗死
   C. 急性广泛前壁心肌梗死　　　D. 急性前壁心肌梗死
   E. 急性侧壁心肌梗死

5. 急性心肌梗死发生心律失常的处理,下列哪组不正确（　　）
   A. 室性早搏——利多卡因　　　B. 室颤——非同步直流电除颤
   C. 阵发室速——洋地黄　　　　D. 窦性心动过缓——阿托品
   E. 三度房室传导阻滞——安装心脏起搏器

6. 在急性心肌梗死的辅助检查中,哪项不支持急性心肌梗死的诊断(　　)

    A. 心电图出现病理性 Q 波　　　　B. 肌酸激酶同工酶增高

    C. 红细胞沉降率加速　　　　　　　D. 乳酸脱氢酶增高

    E. 嗜碱性粒细胞显著增高

7. 诊断急性心肌梗死特异性最高的血清酶是(　　)

    A. 天冬氨酸氨基转移酶　　　　　　B. 乳酸脱氢酶同工酶

    C. 肌酸激酶同工酶　　　　　　　　D. 肌酸激酶

    E. 丙氨酸氨基转移酶

8. 鉴别心绞痛和心肌梗死最有意义的是(　　)

    A. 胸痛持续的时间　　　　　　B. 疼痛的程度　　　　　C. 有无诱因

    D. 心电图有无 T 波倒置　　　　E. 心电图有无病理性 Q 波

9. 急性心肌梗死患者,发病后 24 h 内死亡的主要原因是(　　)

    A. 急性左心衰竭　　　　　　　B. 肺部感染　　　　　　C. 心脏破裂

    D. 心源性休克　　　　　　　　E. 室性心律失常

10. 急性下壁心肌梗死患者最常见的心律失常是(　　)

    A. 房室传导阻滞　　　　　　　B. 频发室性早搏　　　　C. 心房颤动

    D. 频发房性早搏　　　　　　　E. 阵发性室性心动过速

11. 患者,男,62 岁,饱餐后不久突然感到胸骨后持续性压榨样闷痛 2 小时,向颈部放射,伴大汗、心悸、恐惧,血压 80/50 mmHg,面色苍白,烦躁不安。为明确诊断应首选的检查是(　　)

    A. 超声心动图　　　　　　　　B. 胸部 X 线透视　　　　C. 胸部 CT

    D. 心电图检查　　　　　　　　E. 心脏磁共振成像

📖 参考答案

  1. E　　　2. C　　　3. D　　　4. B　　　5. C　　　6. E　　　7. C　　　8. E　　　9. E

10. A　　　11. C

第七节　高 血 压 病

📋 学习目标

1. 了解高血压的病因。

2. 掌握原发性高血压的诊断标准、高血压急症、高血压脑病的临床表现、护理措施、降压药的种类和作用机制。

　　3.熟悉高血压病的分级标准、实验室检查及治疗原则。

典型案例

　　患者,男,65岁。间断乏力、头胀痛10年余。既往吸烟30余年,每天20支左右,少量饮酒。患者10年来每当活动劳累后出现乏力、头昏沉、头胀痛。至诊所测得血压波动在150～170/90～110 mmHg,未规律服用降压药物。身体评估:T 36.9 ℃,P 76次/分,R 16次/分,BP 176/99 mmHg。听诊双肺呼吸音清,无干湿性啰音,心率76次/分,律齐,心脏各瓣膜未闻及病理性杂音,腹软,无压痛及反跳痛,双下肢无水肿。

病因/发病机制

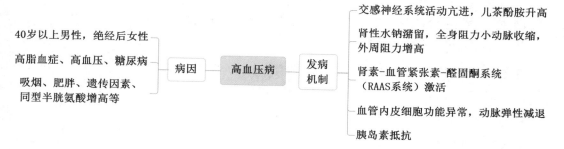

图2-7　高血压病

护理诊断

　　1.疼痛:头痛　与血压升高有关。

　　2.知识缺乏:缺乏非药物治疗、药物治疗及自我监控血压的相关知识。

　　3.潜在并发症:高血压急症、心脑血管意外。

　　4.焦虑　与血压控制不满意、已发生并发症有关。

护理要点

　　1.休息与活动:适度适量运动,以有氧运动为主,避免劳累、情绪激动、精神紧张、吸烟、酗酒、不规律服药等。患者有头晕、眼花、耳鸣等症状时,应卧床休息;高血压急症者,应绝对卧床。

　　2.饮食护理:饮食原则为低盐、低脂、低胆固醇饮食,食盐量不超过6 g/d为宜。肥胖者控制体重,将体重指数(BMI)控制在<24。

3. 监测病情：每日监测血压，观察血压变化和用药后的降压反应。必要时进行动态血压监测。监测有无高血压急症和心、脑、肾等靶器官损害的征象。

4. 用药护理：不可自行增减药量或突然停药。强调"终身治疗、保护靶器官、平稳降压、个体化治疗、联合用药"的治疗原则。

5. 高血压急症的护理：避免诱因，一旦发生，立即卧床休息，严密监测生命体征、神志、瞳孔、尿量变化；静滴降压药过程中，定时测血压，避免出现血压骤降。

例 题

1. 在高血压急症中，降压最迅速的药物是（　　）

    A. 硝酸甘油　　　　　　　B. 硝普钠　　　　　　　C. 硝苯地平

    D. 美托洛尔　　　　　　　E. 卡托普利

2. 关于高血压的发病情况，下列何种描述是错误的（　　）

    A. 我国南方高于北方　　　　B. 发病与饮食有关

    C. 城市高于农村　　　　　　D. 发病与遗传环境有关

    E. 发病率随年龄增高

3. 按舒张压水平分，重度高血压是指舒张压（　　）

    A. ≥105 mmHg　　　　　　B. ≥115 mmHg

    C. ≥110 mmHg　　　　　　D. ≥120 mmHg

    E. ≥125 mmHg

4. 高血压脑病临床表现与高血压危象不同的特点是（　　）

    A. 血压急骤升高　　　　　　B. 伴恶心、呕吐

    C. 剧烈头痛、头晕　　　　　D. 常见意识障碍

    E. 视神经乳头水肿

5. 高血压患者短期血压明显升高出现中枢神经功能障碍考虑为（　　）

    A. 高血压心脏病　　　　　　B. 高血压危象　　　　　　C. 恶性高血压

    D. 高血压未被控制　　　　　E. 高血压脑病

6. 高血压危急症的处理原则最主要的是（　　）

    A. 高流量吸氧　　　　　　　B. 心电监护　　　　　　　C. 肌注安定

    D. 开放静脉　　　　　　　　E. 立即降低血压

7. 测量血压时不正确的是（　　）

    A. 定时检查血压计　　　　　B. 打气不可过猛　　　　　C. 放气不可过快

    D. 听不清楚时，应重测　　　　E. 偏瘫患者应在患侧上臂测量

8. 高血压脑病指高血压患者发生何种病理改变所致（　　）

A. 脑出血 　　　　　B. 脑膜炎症 　　　　　C. 心力衰竭

D. 脑水肿 　　　　　E. 体液过多

9. 患者,男,69 岁,既往有高血压病史,情绪激动后突发剧烈头痛,烦躁并伴有恶心、呕吐及意识模糊等症状,应考虑(　　)

A. 高血压心脏病 　　　　　B. 高血压危象

C. 高血压病第三期 　　　　　D. 高血压脑病

E. 高血压病第二期

参考答案

1. B 　　2. A 　　3. C 　　4. D 　　5. E 　　6. E 　　7. E 　　8. D 　　9. D

第八节　心　肌　病

学习目标

1. 了解扩张型心肌病、肥厚型心肌病的概念。

2. 掌握心肌病的临床表现、护理诊断和护理措施。

3. 熟悉心肌病的分类及治疗措施。

典型案例一 （扩张型心肌病）

患者,男,40 岁。反复心慌、胸闷 2 年余。既往大量吸烟、饮酒史多年。曾患有病毒性心肌炎。近 2 年来患者每于活动后出现心前区不适,憋闷感,心慌、乏力,腹胀、食欲减退,感冒后上述症状加重,出现咳嗽、咳痰、血痰。入院诊断为“扩张型心肌病”。身体评估：T 37 ℃,P 100 次/分,R 25 次/分,BP 140/85 mmHg。听诊双肺呼吸音清,无干湿性啰音,心率 100 次/分,心律齐,心音减弱,可闻及心尖区舒张期隆隆样杂音,双下肢凹陷性水肿。X 线检查显示心影增大,心胸比例＞0.5。心脏彩超显示左心室腔增大,室壁运动减退。

典型案例二 （肥厚型心肌病）

患者,男,54 岁。活动后喘憋 3 年。既往高血压病史 10 余年,间断服药治疗,血压控制不良。患者 3 年来反复出现活动及劳累后胸闷、喘憋,呼吸困难,偶有胸痛,诊断为“肥厚型心肌病”。其父亲及爷爷均患有此疾病,均因心力衰竭已故。身体评估：

T 36 ℃,P 92 次/分,R 24 次/分,BP 165/96 mmHg。听诊双肺呼吸音清,无干湿性啰音,心率 92 次/分,律齐,可闻及胸骨左缘 3、4 肋间喷射性杂音,双下肢无水肿。胸部 X 线检查左心室增大。心脏彩超显示室间隔显著肥厚≥1.5 cm,左心室腔缩小,流出道狭窄。

📑 病因/发病机制

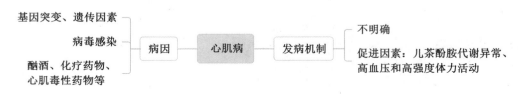

图 2 - 8　心肌病

📖 护理诊断

1. 疼痛:胸痛　与劳力负荷下肥厚的心肌耗氧增加和供血供氧下降有关。

2. 活动耐力下降　与心功能不全致呼吸困难、乏力、水肿有关。

3. 有受伤的危险　与梗阻性肥厚型心肌病所致头晕及晕厥有关。

4. 焦虑　与疾病本身预后较差,且有猝死的危险有关。

5. 潜在并发症:心力衰竭、心律失常、栓塞、猝死。

🔗 护理要点

1. 休息与吸氧:有呼吸困难、咳嗽、咯血的患者,给予坐位或半坐位休息,久卧时注意变换体位,防止压疮、深静脉血栓及坠积性肺炎的发生。给予低流量吸氧,氧流量 1~2 L/min,严重呼吸困难或有胸痛者,给予高流量氧气吸入。

2. 饮食护理:给予低盐、低脂、高维生素、清淡易消化饮食,少量多餐,保持大便通畅。

3. 用药护理:① 使用洋地黄类强心剂(肥厚型心肌病应避免使用),注意观察患者有无恶心、呕吐、黄疸、心律失常及黄视等中毒表现。② 使用利尿药时,监测血钾情况。③ 使用硝酸酯类血管扩张剂,注意输液速度根据血压调整。④ 使用血管紧张素转换酶抑制剂时,观察患者有无低血压、咳嗽等不良反应,监测血钾水平和肾功能。⑤ 应用阿司匹林、华法林等药物时,观察患者皮肤黏膜是否有出血倾向。

📕 例　题

1. 扩张型心肌病患者,突发心动过速,心电图示室上性心动过速,首选治疗是(　　　)

A. 颈动脉窦按压　　　　　　　B. 静注维拉帕米

C. 静注毛花苷丙　　　　　　　D. 静注利多卡因

E. 非同步直流电复律

2. 扩张型心肌病最主要特点是（　　　）

A. 以心肌肥厚为主　　　　　　B. 心衰控制后，心腔可缩小

C. 以心腔扩大为主　　　　　　D. 心衰纠正后杂音明显增强

E. 心尖区舒张期隆隆样杂音

3. 扩张型心肌病临床表现特征不包括（　　　）

A. 心脏呈球形扩大　　　　　　B. 左心室流出道狭窄

C. 各类型心律失常　　　　　　D. 充血性心力衰竭

E. 可致阿-斯综合征

4. 下述是扩张型心肌病的临床表现，除了（　　　）

A. 充血性心力衰竭　　　　B. 血压升高　　　　C. 心律失常

D. 栓塞　　　　E. 猝死

5. 关于扩张型心肌病超声心动图的改变，错误的是（　　　）

A. 左室流出道扩大　　　　B. 室间隔肥厚　　　　C. 左室运动减缩

D. 左心室扩张　　　　E. 二尖瓣反流

6. 对肥厚型心肌病最有诊断价值的辅助检查是（　　　）

A. 胸片　　　　B. 心电图　　　　C. 动态心电图

D. 超声心动图　　　　E. 运动试验

7. 导致扩张型心肌病最主要的可能原因是（　　　）

A. 遗传　　　　B. 中毒　　　　C. 病毒感染

D. 药物作用　　　　E. 代谢异常

8. 肥厚型心肌病患者猝死的先兆症状是（　　　）

A. 心悸　　　　B. 晕厥　　　　C. 全身乏力

D. 呼吸困难　　　　E. 心前区疼痛

9. 护士指导梗阻性肥厚型心肌病患者避免屏气的主要目的是（　　　）

A. 避免心衰　　　　B. 避免出血　　　　C. 防止抽搐

D. 防止栓塞　　　　E. 防止晕厥

📑 **参考答案**

1. C　　 2. C　　 3. B　　 4. B　　 5. B　　 6. D　　 7. C　　 8. B　　 9. E

第九节　病毒性心肌炎

学习目标

1. 了解心肌炎发病机制及治疗措施。
2. 掌握病毒性心肌炎的临床表现、护理诊断及护理措施。
3. 熟悉心肌炎的病因和诱因。

典型案例

患者,女,12 岁。发热、乏力 1 个月,心慌 2 天。患者 1 个月前感冒后出现发热、全身乏力,伴咳嗽、咳黄痰,给予口服药物治疗,具体不详。2 天患者活动后再次出现发热、心慌、胸闷、胸痛,无明显呼吸困难,急来诊。身体评估: T 38.7 ℃,P 116 次/分,R 23 次/分,BP 100/76 mmHg。听诊双肺呼吸音粗,散在湿性啰音,心率 116 次/分,心律齐,心音可,未闻及心包摩擦音,无病理性杂音,双下肢无水肿。心电图显示窦性心动过速,左室高电压。心肌酶谱:肌酸激酶 1 100 U/L,肌酸激酶同工酶 80 U/L。

病因/发病机制

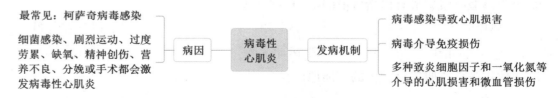

图 2－9　病毒性心肌炎

护理诊断

1. 体温过高　与病毒感染有关。
2. 活动耐力降低　和心肌损伤心肌耗氧量增多有关。
3. 营养失调:低于机体需要量　与感染致机体代谢率增高、食欲下降有关。
4. 潜在并发症:心律失常、心力衰竭、心源性猝死等。

护理要点

1. 休息及运动:重症及急性期心肌炎患者建议绝对卧床,保证充分休息,恢复期患者可根据自身的体力来进行适当有氧运动,提高身体的免疫力和抗病能力。

2. 饮食护理：给予高蛋白、高热量食物补充体力，增进营养，避免油腻和辛辣刺激性食物。如果出现了心衰，饮食注意低盐，防止水钠潴留。增加粗纤维食物摄入量，防止便秘。

3. 监测病情：严重的心律失常者，需要持续进行心电监护，若是出现了多源性早搏、心动过速或心动过缓的情况，需要立即汇报并给予治疗。

4. 用药护理：使用抗感染、抗病毒、提高免疫功能、改善心肌代谢的药物。

例 题

1. 下列哪项不是心肌炎的主要征象（　　）
   A. 第一心音减弱　　　　　　B. 颈静脉怒张
   C. 房室传导阻滞　　　　　　D. 舒张期奔马律
   E. 室性早搏

2. 心肌炎常见的心电图改变是（　　）
   A. P－R 间期延长　　　　　B. T 波改变
   C. ST－T 改变　　　　　　D. QRS 波群增宽
   E. Q－T 间期延长

3. 病毒性心肌炎发生心律失常最常见的类型是（　　）
   A. 窦性心动过速　　　　　　B. 心房纤颤
   C. 房室传导阻滞　　　　　　D. 室上性心动过速
   E. 心室纤颤

4. 下述哪项体征不可能由心肌炎引起（　　）
   A. 第一心音增强　　　B. 窦性心动过速　　　C. 心动过缓
   D. 心尖区收缩期杂音　　　E. 心脏扩大

5. 急性病毒性心肌炎患者的最重要的护理措施是（　　）
   A. 给予多种维生素　　　　　B. 给予易消化的饮食
   C. 保证蛋白质供给　　　　　D. 记录出入量
   E. 保证患者绝对卧床休息

6. 不支持病毒性心肌炎诊断的是（　　）
   A. 可见与发热程度不平衡的心动过速
   B. 病毒中和抗体滴度增高
   C. 感冒的同时出现心悸、胸痛、呼吸困难
   D. 血清酶可增高
   E. 严重者可出现阿-斯综合征

参考答案

1. B   2. C   3. C   4. A   5. E   6. C

第十节   感染性心内膜炎

学习目标

1. 了解感染性心内膜炎概念、病因。
2. 掌握感染性心内膜炎的定义、身体评估及护理要点。
3. 熟悉感染性心内膜炎临床表现和护理措施。

典型案例

患者,女,38岁。发热、乏力、咽痛1个月余,突发胸痛、咯血1天。患者既往患有"风湿性心脏瓣膜病"病史3年余。1个月前曾扁桃体化脓性感染,发热,咽部疼痛,心慌、胸闷,抗感染治疗。1天前患者突发胸痛、气急、咳嗽、咯血,口唇发绀,急来诊。身体评估:T 38.7 ℃,P 112次/分,R 30次/分,BP 130/80 mmHg,神志清,精神差,听诊双肺呼吸音低,有湿性啰音,心率112次/分,心律齐,心音减弱,可闻及心尖区舒张期隆隆样杂音,双下肢无水肿。心脏彩超可见赘生物生成。血培养可见金黄色葡萄球菌。

病因/发病机制

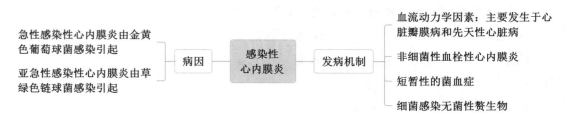

图2-10   感染性心内膜炎

护理诊断

1. 体温过高 与感染有关。
2. 营养失调:低于机体需要量 与感染致机体代谢率增高、食欲下降有关。

3. 焦虑：与病情反复、病程长及发热等有关。

4. 潜在并发症：动脉栓塞、心力衰竭等。

护理要点

1. 休息与活动：急性患者应卧床休息，亚急性者可适当活动，避免剧烈运动及情绪激动；心脏瓣膜有巨大赘生物者，应绝对卧床休息，防止赘生物脱落。

2. 饮食护理：给予高热量、高蛋白、高维生素、低胆固醇、清淡、易消化的半流质或软食。

3. 用药护理：遵医嘱使用抗生素治疗，观察药物疗效及不良反应；需大剂量、长疗程的抗生素治疗才能杀灭病原菌。

4. 病情观察：高热者卧床休息，每4小时测体温一次，若体温超过38.5 ℃，给予物理降温或温水擦浴，准确记录体温变化；观察患者有无皮肤瘀点、指（趾）甲下线状出血、Osler 结节和 Janeway 损害等。另外需观察动脉栓塞征象，如脑动脉栓塞、肾栓塞、肺栓塞等，及时上报处理。

例 题

1. 对"亚急性感染性心内膜炎"，错误的措施是（ ）

    A. 风湿性心脏病患者行拔牙、人工流产等操作前应预防性使用抗菌药物

    B. 密切观察有无发热、皮肤黏膜瘀点等表现

    C. 给予低热量、低蛋白、高维生素易消化饮食

    D. 做好口腔、皮肤卫生

    E. 正确采集血标本

2. 确诊感染性心内膜炎的主要依据是（ ）

    A. 全身感染表现　　　　B. 栓塞征象　　　　C. 心脏杂音

    D. 超声心动图检查　　　E. 血培养

3. 急性感染性心内膜炎常见的致病菌为（ ）

    A. 金黄色葡萄球菌　　　　B. 草绿色链球菌

    C. 溶血性链球菌　　　　　D. 大肠埃希菌

    E. 厌氧链球菌

4. 患者，女，38岁，患感染性心内膜炎入院。患者住院期间突然出现失语、吞咽困难、瞳孔大小不等，神志模糊，最可能出现的并发症是（ ）

    A. 肺栓塞　　　　　　　B. 脑栓塞　　　　　C. 肾栓塞

    D. 脾栓塞　　　　　　　E. 肝栓塞

5. 亚急性感染性心内膜炎患者血培养标本采血量应为（　　）

A. 1～3 mL

B. 4～7 mL

C. 8～10 mL

D. 10～20 mL

E. 15～18 mL

参考答案

1. C　　2. E　　3. A　　4. B　　5. D

第十一节　心　包　炎

学习目标

1. 了解心包炎概念、治疗要点。

2. 掌握心包疾病的临床表现、护理诊断和护理措施。

3. 熟悉心包炎的分型、病因及发病机制。

典型案例一 （急性心包炎）

患者，男，67岁。发热伴胸痛1周，喘憋1天。患者近1周受凉后出现发热，测体温38.5 ℃，乏力、胸闷，持续性胸部刺痛，咳嗽时加重。就诊于当地医院，给予抗生素治疗，体温降至正常，症状减轻。1天前再次出现胸闷、喘憋，进行性加重，遂就诊，以"急性心包炎"收入院进一步治疗。身体评估：T 37.8 ℃，P 101次/分，BP 98/78 mmHg。口唇发绀，颈静脉怒张，左肩胛下角可闻及支气管呼吸音，心界向两侧扩大，心率101次/分，心音低而遥远。腹部膨隆，移动性浊音（＋）。双下肢凹陷性水肿。急诊B超：心包大量积液。

典型案例二 （缩窄性心包炎）

患者，男，45岁。间断胸闷、气促伴发热1年余。1年前患者受凉后出现发热、乏力，胸闷、气促，心前区不适，经诊治考虑"心包炎"，给予抗感染等治疗，具体不详。后患者间断胸闷、胸痛，活动后喘憋，乏力、消瘦，无咳嗽、咳痰，无呕血、便血等不适。身体评估：T 37.0 ℃，P 110次/分，R 27次/分，BP 124/87 mmHg。听诊双肺呼吸音低，有湿性啰音，心率110次/分，心律齐，心音减低，胸骨左缘3、4肋间可闻及心包叩击音，双下肢凹陷性水肿。心脏彩超显示心包肥厚，室壁运动降低。心电图显示多导联ST波低平。

📑 病因/发病机制

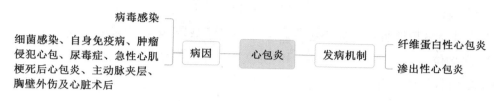

图 2-11 心包炎

🔖 护理诊断

1. 疼痛：胸痛 与心包炎性渗出物刺激有关。

2. 气体交换受损 与心包积液致肺或支气管受压、肺淤血有关。

3. 体温过高 与心包炎症感染有关。

4. 体液过多 与渗出性心包炎有关。

5. 活动无耐力 与心脏排血量减少有关。

6. 焦虑 对心包穿刺及心包切除术治疗感到担忧。

护理要点

1. 休息与饮食：胸痛时指导患者卧床休息，勿用力咳嗽、深呼吸或突然改变体位，以免引起疼痛加重。给予高热量、高蛋白、高维生素饮食。

2. 用药护理：应用非甾体类解热镇痛药，观察患者有无胃肠道反应、出血等不良反应。使用利尿药，观察有无低钠、低钾的表现。应用抗生素、抗病毒、抗肿瘤或抗结核等药物治疗时，适量规律使用，观察有无不良反应。

3. 特殊治疗护理：心包穿刺术中观察患者呼吸、心率，避免剧烈咳嗽，注意有无心包压塞症状。注意抽液量不超过 1 000 mL，防止出现急性心室扩张。

🍎 例 题

1. 急性渗出性心包炎患者最常见的症状是（　　　）

　　A. 心前区疼痛　　　　　　B. 呼吸困难　　　　　　　C. 吞咽困难

　　D. 血压升高　　　　　　　E. 脉短绌

2. 急性非感染性心包炎的常见病因不包括（　　　）

　　A. 自身免疫性　　　　　　B. 结核性

　　C. 内分泌及代谢性　　　　D. 肿瘤性

　　E. 外伤性

3. 我国目前最常见的缩窄性心包炎的病因是（   ）

    A. 风湿性   B. 化脓性   C. 结核性

    D. 真菌性   E. 创伤性

4. 听诊时为清楚地听到急性心包炎患者的心包摩擦音,患者应采取的体位是（   ）

    A. 端坐位   B. 坐位且身体前倾

    C. 坐位且身体后仰   D. 右侧卧位

    E. 左侧卧位

参考答案

    1. A   2. B   3. C   4. B

第三章

消化系统疾病患者的护理

第一节 急 性 胃 炎

学习目标

1. 了解急性胃炎病理变化及实验室检查。
2. 掌握急性胃炎的病因、临床表现、常用护理诊断、护理措施和健康指导。
3. 熟悉急性胃炎发病机制和治疗要点。

典型案例

赵某,男,30岁。自诉常感上腹部不适感,具体用药不详。今日中午与朋友聚餐,大量饮酒,于晚 5 时出现上腹痛、饱胀不适,伴恶心、呕吐。入院查体:痛苦貌,T 36.8 ℃,P 80 次/分,R 20 次/分,BP 135/85 mmHg,上腹部压痛明显,无反跳痛,肠鸣音亢进。实验室检查:粪便隐血试验呈阳性,行胃镜检查示:胃窦部黏膜糜烂、出血灶。

病因/发病机制

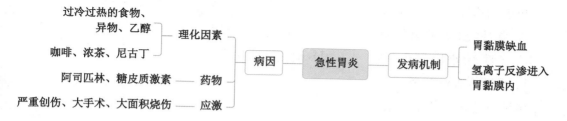

图 3-1 急性胃炎

护理诊断

1. 疼痛:腹痛 与胃黏膜炎性病变有关。
2. 营养失调:低于机体需要量 与畏食、消化不良、胃黏膜出血有关。

3. 潜在并发症：上消化道大出血。

4. 知识缺乏：缺乏有关本病的病因及防治知识。

护理要点

1. 休息：减少活动，做好心理护理。

2. 饮食：有规律进食，避免辛辣刺激食物。少量出血者，可给予牛奶、米汤等流质食物以中和胃酸，有利于黏膜的修复。急性大出血或呕吐频繁时，应禁食。

3. 用药护理：停用对胃黏膜有刺激的药物。应用抑酸药（如奥美拉唑、雷尼替丁）、胃黏膜保护药（如硫糖铝、米索前列醇），并注意观察药物不良反应。

4. 上消化道大出血的护理要点详见"上消化道出血"。

例 题

1. 王某，男，28 岁。入院诊断为急性胃炎，能引起本病的因素有（　　　　）［多选题］

    A. 严重创伤　　　　　　　B. 非甾体抗炎药　　　　　　C. 长期大量饮酒

    D. 大量放射线照射　　　　E. 精神心理因素

2. 下列不符合急性胃炎临床表现的是（　　　）

    A. 上腹部压痛　　　　　　B. 恶心、呕吐　　　　　　　C. 畏食

    D. 呕血、黑便　　　　　　E. 黄疸

3. 因急性应激导致的急性糜烂出血性胃炎，患者主要的临床表现为（　　　）

    A. 恶心呕吐　　　　　　　B. 上消化道出血　　　　　　C. 上腹胀痛

    D. 食欲减退　　　　　　　E. 上腹隐痛

4. 患者，女，32 岁。既往健康，无消化道疾病史。2 周前因关节疼痛服用布洛芬片，昨日起上腹部疼痛不适，呕吐 1 次，呕吐物为咖啡渣样物质，量约 100 mL。该患者最可能的诊断是（　　　）

    A. 急性糜烂出血性胃炎　　　B. 急性腐蚀性胃炎

    C. 急性萎缩性胃炎　　　　　D. 消化性溃疡

    E. 慢性浅表性胃炎

5. 确诊急性胃炎的主要依据是（　　　）

    A. 活组织检查　　　　　　B. 粪便检查　　　　　　　　C. 胃肠钡餐检查

    D. 胃镜检查　　　　　　　E. 胃液分析

6. 有关急性胃炎治疗护理措施错误的是（　　　）

    A. 应用质子泵抑制剂　　　B. 应用硫糖铝　　　　　　　C. 应用阿司匹林

    D. 避免摄入辛辣刺激性食物　E. 避免过度劳累

7. 李某,确诊急性胃炎后,遵医嘱服用雷尼替丁,此药物的作用机制是(　　)

  A. 保护胃黏膜　　　　　　　　B. 抗胆碱能神经

  C. 抑制组胺 H_2 受体　　　　　D. 拮抗促胃液素受体

  E. 抑制壁细胞 $Na^+ - K^+ - ATP$ 酶的活性

参考答案

  1. ABCDE　　 2. E　　 3. B　　 4. A　　 5. D　　 6. C　　 7. C

第二节　慢性萎缩性胃炎

学习目标

1. 了解慢性胃炎的病理变化和实验室检查。
2. 掌握慢性胃炎的病因、临床表现、常用护理诊断、护理措施和健康指导。
3. 熟悉慢性胃炎发病机制和治疗,幽门螺杆菌的根治方法。

典型案例

  王某,女,48 岁。自诉常有上腹部疼痛、嗳气 6 年余。近 1 个月来,工作繁忙,饮食不规律,上腹部疼痛频繁,伴食欲减退。入院查体:神志清,精神差,T 36.2 ℃,P 72 次/分,R 18 次/分,BP 130/80 mmHg,上腹部压痛不明显,无反跳痛。血清学检查:抗壁细胞抗体阴性,血清促胃液素水平正常。胃镜及胃黏膜检查示:黏膜呈颗粒状,血管网显露,幽门螺杆菌(＋＋＋＋)。

病因/发病机制

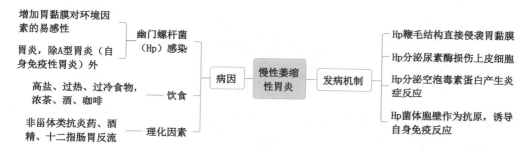

图 3 - 2　慢性萎缩性胃炎

📖 护理诊断

1. 疼痛：腹痛 与胃黏膜炎性病变有关。
2. 营养失调：低于机体需要量 与畏食、消化吸收不良等有关。
3. 知识缺乏 缺乏有关本病的病因及防治知识。
4. 焦虑 与病情反复、病程迁延有关。

护理要点

1. 休息与活动：指导患者急性发作时卧床休息，可用转移注意力等方法缓解疼痛，做好心理护理。

2. 热敷：用热水袋等热敷胃部，以解除胃痉挛，减轻腹痛。

3. 饮食原则：高热量、高蛋白、高维生素、易消化的饮食。鼓励患者少食多餐，避免摄入过咸、过甜、过辣的刺激性食物。避免长期大量饮酒、吸烟。胃酸低者，给予刺激胃酸分泌的食物，如肉汤、鸡汤等；胃酸分泌多者，应避免进食酸性、高脂肪等食物。

4. 用药护理：避免使用对胃黏膜有刺激性的药物。遵医嘱给患者清除 Hp 感染治疗时，注意观察药物的疗效及不良反应。抗菌药物（如阿莫西林）使用前询问患者有无青霉素过敏史；甲硝唑应在餐后服用，减少胃肠道反应，必要时用甲氧氯普胺、维生素 B_{12} 等拮抗。应用质子泵抑制剂（如奥美拉唑、兰索拉唑等）抑制胃酸时，应注意患者有无头晕、腹泻、皮疹等情况；常用铋剂（如胶体次枸橼酸铋）应在餐前半小时服用，服用过程中可使牙齿变黑，可用吸管直接吸入。部分患者服药后出现便秘和粪便变黑，提前告知患者此情况在停药后可自行消失。

📚 例 题

1. 患者，王某，45 岁。上腹部不适 6 年余，近 2 个月来上腹部隐痛，食欲不振。诊断为慢性萎缩性胃炎，其最主要的病因是（　　）
   A. 过度饮酒　　　　　　　　B. 吸烟　　　　　　　　　C. 胆汁反流
   D. 幽门螺杆菌感染　　　　　E. 自身免疫反应

2. 张某，男，40 岁。确诊为慢性胃炎，患者应避免口服下列哪种药物（　　）
   A. 甲氧氯普胺　　　　　　　B. 庆大霉素　　　　　　　C. 泼尼松
   D. 多潘立酮　　　　　　　　E. 奥美拉唑

3. 刘某，确诊为慢性胃窦炎，护士对其饮食指导不正确的是（　　）
   A. 清淡易消化　　　　　　　B. 高热量　　　　　　　　C. 高蛋白
   D. 高维生素　　　　　　　　E. 高纤维素

4. 慢性胃炎伴恶性贫血的患者,应指导其补充维生素(　　)

　　A. 维生素 A　　　　　　　B. 维生素 C　　　　　　　C. 维生素 D

　　D. 维生素 B_{12}　　　　　　E. 维生素 E

5. 慢性胃炎最可靠的诊断方法是(　　)

　　A. 病史和临床表现　　　　B. 纤维胃镜检查　　　　　C. 胃液分析

　　D. 胃肠钡餐检查　　　　　E. 血清抗体测定

6. 患者,男,60 岁,近日常感上腹隐痛,食欲减退,医生建议行胃镜检查,检查结果提示"慢性胃炎"。下列预防原则,不适当的是(　　)

　　A. 注意饮食卫生　　　　　B. 戒烟酒

　　C. 避免使用刺激性食物　　D. 常规服用抗生素

　　E. 定期胃镜检查

7. 李某,男,35 岁。上腹部饱胀不适、食欲减退 2 年余。胃镜检查示:胃窦部黏膜呈红白相间,以白为多、黏液较少。最可能的诊断为(　　)

　　A. 急性浅表性胃炎　　　　B. 急性糜烂性胃炎　　　　C. 慢性萎缩性胃炎

　　D. 慢性浅表性胃炎　　　　E. 胃癌

8. 患者,男,45 岁。上腹部饱胀不适 10 年余,近 1 年来胀痛明显,食欲减退、体重下降。胃镜检查示:慢性萎缩性胃炎,伴肠上皮化生。治疗宜选用(　　)

　　A. 奥美拉唑　　　　　　　B. 西咪替丁片　　　　　　C. 硫糖铝

　　D. 阿托品　　　　　　　　E. 手术

9. 李某,确诊慢性胃炎后,遵医嘱应用"三联疗法",其中奥美拉唑的药物作用机制是(　　)

　　A. 保护胃黏膜　　　　　　B. 抗胆碱能神经

　　C. 抑制组胺 H_2 受体　　　D. 拮抗促胃液素受体

　　E. 抑制壁细胞 $Na^+ - K^+ - ATP$ 酶的活性

参考答案

　1. D　　　2. C　　　3. E　　　4. D　　　5. B　　　6. D　　　7. C　　　8. E　　　9. E

第三节　消化性溃疡

学习目标

1. 了解胃溃疡、十二指肠溃疡的病因与发病机制。

2. 掌握胃溃疡、十二指肠溃疡腹痛特点、并发症、护理诊断、护理措施和健康指导。

3. 熟悉消化性溃疡的概念、实验室及其他检查的临床意义、药物作用机制。

典型案例一 （胃溃疡）

朱某，男，65岁。今晚与朋友聚餐，大量饮酒后自觉胃部疼痛难忍，乏力，呕吐1次，呕吐物为胃内容物及少量咖啡渣样物质，家人立即送往医院。入院后呕吐鲜血1次，量约300 mL。查体：T 36.0 ℃，P 104 次/分，BP 85/65 mmHg，患者神志清，精神差，面色苍白，皮肤湿冷，剑突下有压痛，无反跳痛，肝脾肋下未及。自诉有"胃病"10余年，未曾正规治疗。实验室检查：血红蛋白 80 g/L，红细胞 3.0×10^{12}/L。急诊胃镜检查示：胃窦部有数个不规则溃疡，基底覆盖黄白色苔，其中见一出血灶，有鲜血持续渗出。在胃镜下行电凝治疗止血。

典型案例二 （十二指肠溃疡）

患者，女，52岁。周期性节律性上腹部疼痛6年，常于饥饿时或午夜疼痛，进餐后可缓解，平素饮食不规律。今日午餐后突然腹痛剧烈，呕吐1次，呕吐物为胃内容物，急诊入院。入院查体：T 37.5 ℃，P 96 次/分，R 24 次/分，血压 140/85 mmHg。急性病容，板状腹，上腹部压痛明显，有反跳痛。叩诊肝浊音界消失。实验室检查：血常规白细胞计数 13.0×10^9/L，中性粒细胞的比值为 80%，腹部 X 线透视膈下有游离气体。

病因/发病机制

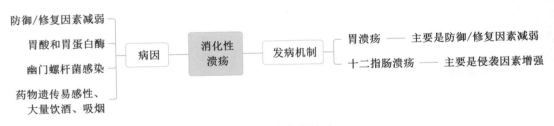

图 3-3 消化性溃疡

护理诊断

1. 疼痛：腹痛 与胃酸刺激溃疡面引起化学性炎症反应有关。

2. 营养失调：低于机体需要量 与疼痛致摄入量减少及消化吸收障碍有关。

3. 潜在并发症：上消化道大出血、穿孔、幽门梗阻、癌变。

4. 知识缺乏：缺乏有关消化性溃疡病因及防治的知识。

护理要点

1. 休息与活动：急性期卧床休息，缓解疼痛。缓解期鼓励患者适当活动；避免劳累、情绪激动、吸烟、饮酒等诱发因素。

2. 饮食：有规律进食，溃疡活动期少食多餐，定时定量。避免食用刺激性强的生、冷、硬食物及粗纤维食物。忌用刺激胃酸分泌的食物。

3. 病情观察：观察疼痛的规律及特点，有无呕血、黑便的发生；及时发现和处理并发症。

4. 用药护理：①"三联疗法"，即质子泵抑制剂（奥美拉唑、潘多拉唑等）＋两种抗生素（克拉霉素、阿莫西林、甲硝唑）；②"四联疗法"，即质子泵抑制剂＋两种抗生素＋铋剂（枸橼酸果胶铋、枸橼酸铋钾等）。若使用 H_2 受体拮抗药、弱碱性抗酸药（氢氧化铝凝胶）、胃黏膜保护药（硫糖铝、米索前列醇等），注意观察药物不良反应。慎用致溃疡药物，如阿司匹林、咖啡因、泼尼松等。

5. 并发症护理：出现急性穿孔和持久性幽门梗阻时，遵医嘱做好术前准备；发生急性幽门梗阻时，做好呕吐物的观察与处理，嘱患者禁食禁水，给予胃肠减压，并遵医嘱静脉补液；上消化道大量出血和溃疡癌变时，详见本章"上消化道出血"和"胃癌"的内容。

例　题

1. 以下各因素中，对消化性溃疡发病起决定作用的是（　　　　）
   A. 胃酸、胃蛋白酶增高　　　　B. 吸烟　　　　　　　　C. 饮食失调
   D. O 型血型者　　　　　　　　E. 全身性疾病

2. 患者，男，62 岁，门诊检查后，确诊胃溃疡。本病最常见的病因为（　　　　）
   A. 胆汁反流　　　　　　　　　B. 精神紧张　　　　　　C. 药物刺激
   D. 氧自由基　　　　　　　　　E. 幽门螺杆菌感染

3. 胃溃疡的主要症状是（　　　　）
   A. 恶心　　　　　　　　　　　B. 呕吐　　　　　　　　C. 反酸
   D. 嗳气　　　　　　　　　　　E. 上腹痛

4. 李某，男，48 岁，胃溃疡 10 余年，近半个月来，上腹部胀满不适，反复呕吐带酸臭味的宿食，呕吐后患者自觉胃部较舒适。该患者发生了（　　　　）
   A. 胃溃疡并发急性穿孔　　　　B. 胃溃疡复发　　　　　C. 肠梗阻
   D. 胃溃疡合并十二指肠溃疡　　E. 胃溃疡并发幽门梗阻

5. 胃溃疡最常见的并发症为（　　　　）

  A. 穿孔   B. 出血   C. 幽门梗阻

  D. 癌变   E. 感染

6. 确诊胃溃疡的首选检查方法和"金标准"是（　　）

  A. 病史和临床表现   B. 胃镜和胃黏膜活组织检查   C. 胃液分析

  D. X 线钡餐检查   E. 血清抗体测定

7. 下列药物中，抑制胃酸作用最强的是（　　）

  A. 西咪替丁   B. 雷尼替丁   C. 阿托品

  D. 奥美拉唑   E. 硫糖铝

8. 患者，王某，诊断为胃溃疡。服用治疗消化性溃疡的药物中，能使粪便发黑的是

  （　　）

  A. 枸橼酸铋钾   B. 氢氧化铝   C. 硫糖铝

  D. 西咪替丁   E. 阿莫西林

9. 张某，胃溃疡病史 10 余年，近 2 个月来，感觉腹部疼痛节律有明显改变，可能为

  （　　）

  A. 溃疡好转   B. 溃疡面加重   C. 受凉

  D. 焦虑   E. 癌变

10. 胃溃疡患者典型的腹痛规律是（　　）

  A. 疼痛-进食-缓解   B. 进食-疼痛-缓解

  C. 疼痛-进食-疼痛   D. 疼痛-便意-便后缓解

  E. 便意-疼痛-便后缓解

11. 患者，男，57 岁，有胃溃疡病史。近日来上腹部疼痛加剧，医嘱做粪便隐血试验，患
  者可进食下列哪种食物（　　）

  A. 五香牛肉   B. 凉拌菠菜   C. 鸡蛋羹

  D. 鸭血粉丝   E. 炒猪肝

12. 患者，女，45 岁。诊断为胃溃疡。近段时间由于饮食不当并发上消化道大出血，此
  时不会出现的症状是（　　）

  A. 呕吐   B. 黑便   C. 昏厥

  D. 休克   E. 上腹痛加重

13. 患者，男，65 岁。因胃溃疡住院治疗，护士嘱其少量多餐的意义是（　　）

  A. 减少对胃刺激   B. 中和胃酸   C. 减轻腹痛

  D. 避免胃窦部过度扩张   E. 促进消化

14. 患者，男，60 岁，胃溃疡病史 15 年，常于餐后出现中上腹疼痛，服奥美拉唑可缓解。
  近一年来疼痛不似从前有规律，且服奥美拉唑也难缓解，且近日体重明显减轻。大

便隐血试验阳性，最可能的临床诊断是（　　　）

  A. 胃溃疡伴溃疡出血   B. 胃十二指肠溃疡出血   C. 胃癌出血

  D. 慢性胃炎出血   E. 食管静脉曲张破裂出血

15. 患者，女，45 岁。3 年来常出现进食后左上腹痛，X 线钡餐造影可见龛影征象，查体有上腹压痛，该患者最有可能的诊断是（　　　）

  A. 胃癌   B. 胃溃疡   C. 慢性胃炎

  D. 肠梗阻   E. 十二指肠溃疡

16. 患者，男，48 岁。上腹部间歇规律性疼痛 5 年余，多于进餐后半小时发作，持续 2 小时左右缓解。查体：腹部剑突下偏右压痛明显。该患者首选的检查方法是（　　　）

  A. 大便隐性试验   B. 胃镜检查

  C. 幽门螺杆菌检查   D. X 线钡餐检查

  E. B 超检查

17. 患者，男，44 岁。上腹部节律性疼痛 3 年余。近期工作繁忙，今日午餐后疼痛加剧，突然呕血约 500 mL。查体：血压 95/65 mmHg，巩膜无黄染，上腹部无压痛，肝脾肋下未及。该患者最有可能的诊断是（　　　）

  A. 食管-胃底静脉曲张破裂出血   B. 急性胰腺炎   C. 溃疡癌变

  D. 溃疡并发出血   E. 溃疡并发穿孔

18. 患者，男，患消化性溃疡 10 余年，饮酒 30 分钟后出现剧烈上腹部疼痛，伴恶心、呕吐，面色苍白、冷汗。生命体征：T 38 ℃，P 110 次/分，R 24 次/分，BP 90/50 mmHg。腹部查体：全腹压痛，反跳痛，呈"板状腹"。考虑该患者可能发生了（　　　）

  A. 急性肠梗阻   B. 急性胆囊炎   C. 胃癌

  D. 溃疡并发急性穿孔   E. 溃疡并发幽门梗阻

19. 患者，男，45 岁。间歇性上腹痛 4 年，有反酸，食欲缺乏，冬春季节较常发作。近 1 周饮食不规律，今晨腹痛加剧，突然呕血 200 mL。该患者呕血的原因，最可能的是（　　　）

  A. 慢性胃炎   B. 消化性溃疡   C. 胃癌

  D. 胃肠道黏膜糜烂   E. 食管-胃底静脉曲张破裂出血

20. 张某，女，50 岁。消化性溃疡病史 10 年余，今晨突然剧烈腹痛，门诊急查，疑似溃疡并发急性穿孔，目前需要做何种检查（　　　）

  A. 胃镜   B. 腹部 B 超   C. 腹部平片

  D. X 线钡餐   E. 大便隐性试验

21. 患者，女，30 岁。3 个月前出现进食后上腹部胀痛，夜间常痛醒，进食后可缓解，今进食后感上腹饱胀，频繁呕吐宿食。初步诊断为（　　　）

A. 胃溃疡伴出血　　　　　B. 十二指肠溃疡伴幽门梗阻　　C. 胃癌

D. 急性胃炎　　　　　　　E. 胃溃疡伴幽门梗阻

参考答案

1. A　　2. E　　3. E　　4. E　　5. B　　6. B　　7. D　　8. A

9. E　　10. B　　11. C　　12. E　　13. D　　14. C　　15. B　　16. B

17. D　　18. D　　19. B　　20. C　　21. B

第四节　胃　　癌

学习目标

1. 了解胃癌的病理及预后。

2. 掌握胃癌患者的临床表现、护理诊断、护理措施及健康指导。

3. 熟悉胃癌的病因、辅助检查及治疗要点。

典型案例

患者,男,68 岁。胃溃疡病史 12 年。常有规律性中上腹痛,服用奥美拉唑、雷尼替丁等药物效果显著。近 1 个月,腹痛规律消失,服药无效,体重减轻 10 kg,3 小时前突感头晕、恶心,呕吐一次,呕吐物为咖啡渣样物质,量约 300 mL,大便 1 次,为柏油样便。入院查体:贫血貌,T 36.8 ℃,P 80 次/分,R 20 次/分,BP 130/80 mmHg,剑突下轻压痛,无反跳痛。实验室检查:粪便隐血试验阳性,行胃镜检查示:胃窦部黏膜糜烂、出血灶。病理示:低分化腺癌。

病因/发病机制

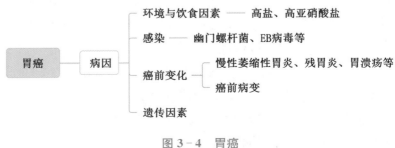

图 3-4　胃癌

📖 护理诊断

1. 疼痛：腹痛　与癌细胞浸润有关。
2. 营养失调：低于机体需要量　与吞咽困难、消化吸收障碍等有关。
3. 悲伤　与患者知晓疾病的预后有关。
4. 活动耐力下降　与疼痛及患者机体消耗有关。
5. 有体液不足的危险　与幽门梗阻致严重呕吐有关。

护理要点

1. 休息与活动：重者卧床休息，采取舒适体位，避免诱发疼痛。
2. 饮食护理：进食易消化、营养丰富的流质或半流质饮食。定期测量体重，监测血清白蛋白和血红蛋白等营养指标。
3. 静脉营养支持：对有吞咽困难者，中、晚期患者应按医嘱静脉输注高营养物质，以维持机体代谢需要。幽门梗阻时可行胃肠减压，同时遵医嘱静脉补充液体。
4. 用药护理：止痛三阶梯疗法，即① 非阿片类药物（阿司匹林、吲哚美辛）；② 弱阿片类药物（可待因、布桂嗪）；③ 强阿片类药物（吗啡、哌替啶）。在按阶梯使用药物的基础上，还可添加辅助性镇痛药（地西泮、异丙嗪、氯丙嗪等），并停用对胃黏膜有刺激的药物。化疗药使用时注意观察药物疗效及不良反应，如骨髓抑制、胃肠道反应、肝功能异常等。

例　题

1. 慢性胃炎患者，出现下列哪种情况疑似胃癌（　　　）
   A. 上腹有规律地疼痛　　　　B. 反复返酸、暖气　　　　C. 胃酸增多
   D. 大便隐血试验持续阳性　　E. 抗壁细胞抗体阴性

2. 目前胃癌最可靠的诊断手段是（　　　）
   A. 粪便隐血试验　　　　　　B. X线钡餐检查
   C. 胃镜＋黏膜组织活检　　　D. 胃酸分析
   E. 血常规检查

3. 进展期胃癌最早出现的症状是（　　　）
   A. 上腹痛　　　　　　　　　B. 饱胀感　　　　　　　　C. 呕血
   D. 恶心、呕吐　　　　　　　E. 黑粪

4. 患者，男，66 岁，胃溃疡病史 10 余年，常于餐后出现中上腹疼痛，服奥美拉唑可缓解。近 3 个月腹痛无规律，服抗酸药疗效不佳，3 天前出现黑便。近 1 个月饮食如常，体重下降明显。该患者出现黑便的可能原因是（　　　）

A. 胃溃疡出血   B. 服用抗酸药物   C. 十二指肠溃疡出血

D. 痔疮出血   E. 胃癌出血

5. 患者李某,慢性萎缩性胃炎 8 年余,今门诊确诊为胃癌。该病的发生与下列哪项因素关系最密切(　　)

A. 高盐饮食   B. 慢性萎缩性胃炎   C. 遗传

D. 内分泌失调   E. 幽门螺杆菌感染

6. 胃癌最常见的好发部位为(　　)

A. 胃窦   B. 胃小弯   C. 幽门

D. 胃体   E. 贲门

7. 晚期胃癌的主要转移途径为(　　)

A. 直接蔓延   B. 淋巴转移   C. 血行转移

D. 腹腔内种植   E. 浸润性转移

8. 胃癌晚期最常见的转移部位(　　)

A. 肝   B. 肺   C. 脑

D. 肾   E. 腹腔

9. 目前根治胃癌首选的治疗方法(　　)

A. 手术   B. 内镜下治疗   C. 化学治疗

D. 放射治疗   E. 免疫治疗

参考答案

1. D   2. C   3. A   4. E   5. B   6. A   7. C   8. A   9. A

第五节　炎症性肠病

学习目标

1. 了解炎症性肠病的病理特点。

2. 掌握溃疡性结肠炎和克罗恩病的病因、临床表现、护理诊断、护理措施。

3. 熟悉炎症性肠病的治疗与实验室检查。

典型案例一　(溃疡性结肠炎)

赵某,男,28 岁,教师。左下腹痛、腹胀伴黏液脓血便 2 个月,每日排便 3～4 次。

食欲减退,偶有恶心、呕吐,自行服用"胃药"(具体用药不详)效果不佳。多次粪便细菌培养阴性。入院查体:贫血貌,T 36.7 ℃,P 84 次/分,R 21 次/分,BP 110/70 mmHg,左下腹轻压痛,无反跳痛,肠鸣音 4~6 次/分。实验室检查:红细胞 3.0×10^{12}/L,白细胞 11.5×10^9/L,血沉增快,C 反应蛋白增高。结肠镜检查:直肠、乙状结肠黏膜充血、水肿可见大小不等的多个浅溃疡。

✏ 典型案例二 (克罗恩病)

张某,男,20 岁,学生。自诉反复右下腹和脐周疼痛、腹泻半年余,粪便多为糊状,伴里急后重感,4~5 次/天,症状加重 1 周。曾服用"胃药",效果不佳。入院查体:慢性病容,贫血貌,T 37.7 ℃,P 88 次/分,R 22 次/分,BP 135/85 mmHg,右下腹和脐周轻压痛,局部可触及包块,无反跳痛。实验室检查:红细胞 3.2×10^{12}/L,白细胞 13×10^9/L,血红蛋白 100 g/L,血沉增快,C 反应蛋白增高。粪便隐血试验呈阳性。结肠镜检查:见肠黏膜纵行溃疡和鹅卵石样改变,局部肠腔狭窄。

📄 病因/发病机制

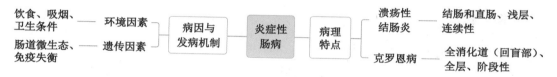

图 3-5 炎症性肠病

🔖 护理诊断一 (溃疡性结肠炎)

1. 腹泻 与炎症导致肠黏膜对水钠吸收障碍及结肠运动功能失常有关。
2. 疼痛:腹痛与肠道炎症、溃疡有关。
3. 营养失调:低于机体需要量 与肠蠕动增加及吸收障碍有关。
4. 有体液不足的危险 与肠道炎症致长期频繁腹泻有关。
5. 潜在并发症:中毒性巨结肠、直肠结肠癌变、大出血、急性肠穿孔。

🔖 护理诊断二 (克罗恩病)

1. 疼痛:腹痛与疾病引起局部炎症致肠痉挛有关。
2. 腹泻 与病变肠段炎症渗出、蠕动增加有关。
3. 营养失调:低于机体需要量与肠蠕动增加及吸收障碍有关。
4. 有体液不足的危险 与肠道炎症致长期腹泻、吸收障碍有关。

5. 潜在并发症：肠梗阻、腹腔内脓肿。

护理要点

1. 休息与活动：轻症减少活动；重症卧床休息，以减少肠蠕动，减轻腹泻和腹痛症状。

2. 饮食护理：给予质软、易消化、少纤维素、富含营养、高热量的食物；避免食用冷、辣、硬等刺激性食物，禁食牛奶和乳制品；急性发作期进食流质、半流质饮食；病情严重者禁食，遵医嘱给予静脉营养。

3. 病情观察：观察腹痛的性质、部位及生命体征的变化。警惕大出血、肠梗阻、肠穿孔、中毒性巨结肠等并发症。观察患者每日排便情况，监测患者的营养状况改善情况。

4. 用药护理：柳氮磺吡啶，观察不良反应（皮疹、恶心、粒细胞减少、再生障碍性贫血），嘱患者餐后服药定期复查血常规；应用糖皮质激素者，不可随意停药，防止反跳现象，缓慢减药；免疫抑制剂，如硫唑嘌呤、巯嘌呤，患者可出现骨髓抑制的表现，应注意监测白细胞计数。

例　题

1. 溃疡性结肠炎的好发部位为（　　　）
   A. 升结肠　　　　　　　　B. 横结肠　　　　　　　　C. 降结肠
   D. 乙状结肠　　　　　　　E. 盲肠

2. 下列哪项为溃疡性结肠炎最常见的临床表现（　　　）
   A. 腹痛　　　　　　　　　B. 食欲不振　　　　　　　C. 发热
   D. 腹泻　　　　　　　　　E. 贫血

3. 王某，女，32 岁。间歇性腹泻排黏液脓血便 2 年余，结肠镜检查示：直肠、乙状结肠黏膜充血、水肿，质脆、易出血，有散在浅表溃疡。该患者最可能的疾病是（　　　）
   A. 结肠癌　　　　　　　　B. 肠结核　　　　　　　　C. 细菌性痢疾
   D. 克罗恩病　　　　　　　E. 溃疡性结肠炎

4. 患者，男，22 岁，诊断为溃疡性结肠炎，采用肾上腺皮质激素治疗，下列哪项正确
   （　　　）
   A. 只适应于暴发型
   B. 病情控制后应立即停药
   C. 可控制炎症，抑制自体免疫反应，减轻中毒症状
   D. 停药后用免疫抑制剂，以免复发

E. 所有病例均应采用药物保留灌肠

5. 患者,女,32岁,患溃疡性结肠炎3年。该病最典型的粪便特点是(　　)
   A. 柏油样便　　　　　　　B. 暗红色便　　　　　　　C. 黏液脓血便
   D. 陶土色便　　　　　　　E. 果酱样便

6. 患者,男,30岁,诊断为溃疡性结肠炎。护士遵医嘱为患者行保留灌肠治疗,患者
   应采取的体位是(　　)
   A. 右侧卧位　　　　　　　B. 左侧卧位　　　　　　　C. 仰卧位
   D. 俯卧位　　　　　　　　E. 半卧位

7. 患者朱某确诊为溃疡性结肠炎,最重要的确诊方法是(　　)
   A. 血液检查　　　　　　　B. 粪便常规　　　　　　　C. 粪便培养
   D. 结肠镜检查　　　　　　E. X线钡剂灌肠检查

8. 患者,男,50岁。诊断为"溃疡性结肠炎"收住人院,每天腹泻3~6次,有黏液脓血
   便。对此患者饮食护理应注意(　　)
   A. 给予富含纤维素饮食
   B. 低蛋白饮食
   C. 进食无渣流质或半流质饮食
   D. 多进食新鲜水果
   E. 给予高脂肪、高热量饮食

9. 患者,女,28岁。腹泻近1个月,黏液便,常有里急后重,伴腹部疼痛,便后疼痛减
   轻。查体:左下腹轻压痛。确诊首选的检查是(　　)
   A. 粪便隐血试验　　　　　B. 血清学检查
   C. X线钡剂灌肠　　　　　D. 结肠镜检查
   E. 胃镜检查

10. 克罗恩病最常见的并发症是(　　)
    A. 肠梗阻　　　　　　　　B. 肠穿孔　　　　　　　　C. 结肠癌变
    D. 腹腔内脓肿　　　　　　E. 吸收不良综合征

11. 患者,男,32岁。腹痛、腹泻2年,每天排便2~4次,为脓血便,抗生素治疗无效。
    该患者目前最主要的护理问题是(　　)
    A. 疼痛:腹痛　　　　　　B. 营养失调:低于机体需要量
    C. 知识缺乏　　　　　　　D. 潜在并发症:肠穿孔
    E. 腹泻

12. 以下哪项不是溃疡性结肠炎常见的并发症(　　)
    A. 大出血　　　　　　　　B. 急性肠穿孔　　　　　　C. 直肠结肠癌变

D. 中毒性巨结肠　　　　　　　E. 肠梗阻

13. 朱某,女,30 岁,反复腹泻、脓血便 3 年余,伴腹痛,有疼痛-便意-便后缓解的规律, 每日腹泻 2～4 次,查体左下腹有压痛,粪便细菌培养阴性。首选治疗药物是 (　　)

A. 氟哌酸　　　　　　　　　B. 泼尼松　　　　　　　　　C. 甲硝唑

D. 柳氮磺吡啶　　　　　　　E. 蒙脱石散

参考答案

1. D　　2. D　　3. E　　4. C　　5. C　　6. B　　7. D　　8. C

9. D　　10. A　　11. E　　12. E　　13. D

第六节　脂肪性肝病

学习目标

1. 了解脂肪性肝病的病因与发病机制。

2. 掌握非酒精性脂肪性肝病和酒精性肝病的临床表现。

3. 熟悉脂肪性肝病的实验室及其他检查的临床意义、诊断要点、治疗要点。

典型案例一 (非酒精性脂肪性肝病)

张某,女,56 岁。身高 165 cm,体重 80 kg,平时偶饮酒,量不多,食欲佳,尤喜油炸 食品、肉食等。高血脂病史 5 年余,昨日常规体检提示,肝右肋下 1 指,质软,无压痛, 脾肋下未触及。实验室检查示:甘油三酯 2.8 mmol/L,总胆固醇 5.2 mmol/L,肝功能 ALT 88 U/L,胆红素正常,HBV 表面抗原(一)。

典型案例二 (酒精性肝病)

李某,男,65 岁。体胖,高血脂病史多年,服用降脂药 3 年余。平时工作应酬多,每 周饮酒 4 次以上,量大。自述近半月常于大量饮酒后出现全身不适、食欲减退、恶心、 乏力及肝区疼痛等症状。门诊检查: T 37.4 ℃,P 84 次/分,R 21 次/分,BP 135/ 80 mmHg,肝右肋下 1 指,质软,轻压痛,脾肋下未触及。实验室检查示:甘油三酯 3.0 mmol/L,总胆固醇 5.8 mmol/L,肝功能 ALT 110 U/L,胆红素 36.4 μmol/L,HBV 表面抗原(一)。

📇 病因/发病机制

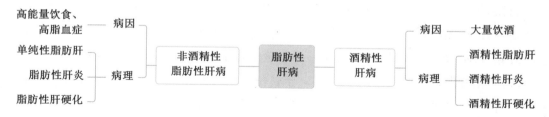

图 3-6　脂肪性肝病

📑 护理诊断一 （非酒精性脂肪性肝病）

1. 超重/肥胖　与饮食不当、缺少运动有关。

2. 营养失调：高于机体需要量　与长期高碳水、高脂肪饮食有关。

3. 焦虑　与病情进展、饮食受限有关。

4. 活动耐力下降　与肥胖有关。

📑 护理诊断二 （酒精性肝病）

1. 营养失调：低于机体需要量　与长期大量饮酒、蛋白质和维生素摄入不足有关。

2. 焦虑　与病情进展、戒酒困难有关。

✂ 护理要点

1. 非酒精性脂肪性肝病：低热量、低脂为饮食原则。避免辛辣刺激性食物，控制体重至标准水平。加强运动，不宜在饭后立即进行，合并糖尿病者锻炼应于饭后 1 小时进行。改变不良生活习惯：吸烟、饮酒均可致血清胆固醇升高，避免久坐。每周测体重、腰围、血压。每半年查肝功能、血脂、血糖。每年做肝、胆、胰、脾超声检查。

2. 酒精性肝病：严格戒酒，避免发生酒精戒断综合征。以低脂肪、清淡、富有营养、易消化为饮食原则，少食多餐，忌生、冷、辛辣刺激性食物。定期测量体重，了解患者营养状况。

🍎 例　题

1. 钱某，女，50 岁。体胖，平时偶饮酒，量不多，喜食油炸食品、肉食等。高血脂病史 5 年余。无厌油、纳差等症状。查体：肝右肋下 1 指，质软，无压痛。实验室检查示：甘油三酯 2.8 mmol/L，肝功能 ALT 82 U/L，胆红素正常，HBsAg（－）。患者目前最可能的诊断是（　　　）

A. 酒精性肝病　　　　　　B. 非酒精性脂肪性肝病　　　　C. 药物性肝炎

D. 病毒性肝炎　　　　　　E. 自身免疫性肝炎

2. 章某,男,60岁,业务经理。经常应酬,每次饮酒量大。近1月常有乏力,肝区疼痛。身体评估:肝右肋下1指,质软,轻压痛。实验室检查示:肝功能 ALT 95 U/L,胆红素 36 μmol/L,HBV 表面抗原(一)。该患者最可能的诊断是(　　　)

A. 酒精性肝病　　　　　　B. 非酒精性脂肪性肝病　　　　C. 药物性肝炎

D. 病毒性肝炎　　　　　　E. 自身免疫性肝炎

3. 患者,姜某,确诊为酒精性肝病,以下哪项是本病最根本的治疗措施(　　　)

A. 护肝治疗　　　　　　　B. 降血脂　　　　　　　　　　C. 戒酒

D. 改善营养不良　　　　　E. 控制体重,控制食欲

4. 祝某,男,55岁。今日查体,门诊确诊为"酒精性肝炎"。下列哪项是本病的特征性病理表现(　　　)

A. 假小叶形成　　　　　　B. 肝细胞气球样变

C. 中性粒细胞浸润　　　　D. 肝纤维化

E. 肝细胞内出现酒精性透明小体

5. 患者,李某,疑似酒精性肝病,确诊该病医生采取的最可靠的方法是(　　　)

A. 血清学检查　　　　　　B. B超　　　　　　　　　　　C. CT

D. 肝活组织检查　　　　　E. 诊断性治疗

6. 患者,张某,确诊酒精性肝病,患者服用以下哪种药物可加快乙醇的代谢(　　　)

A. 多烯磷脂酰胆碱　　　　B. 美他多辛　　　　　　　　　C. 苯扎贝特

D. 维生素 C　　　　　　　E. 多巴丝肼

参考答案

1. B　　2. A　　3. C　　4. E　　5. D　　6. B

第七节　肝　硬　化

学习目标

1. 了解肝硬化发病机制和预后。

2. 掌握肝硬化的病因、临床表现、护理诊断、护理措施和健康指导。

3. 熟悉肝硬化的实验室检查和治疗原则。

📝 **典型案例**

李某,男,48岁,职员。有乙肝病史10余年。因乏力、纳差伴腹胀、双下肢水肿6个月,加重1周入院。查体:神志清,精神差,肝病面容,体形消瘦,反应性和定向力好。T 36.3 ℃,P 80次/分,R 20次/分,BP 135/80 mmHg,双肺呼吸音清,心率80次/分,心律齐。皮肤黏膜轻度黄染,颈部及前胸部可见数个蜘蛛痣,肝掌。腹部膨隆,无压痛及反跳痛。肝肋下未及,脾肋下2 cm,质中,无压痛。肝颈静脉回流征(+)。移动性浊音(+),肠鸣音4~6次/分。双下肢中度凹陷性水肿。实验室检查:血红蛋白85 g/L,红细胞$3.4×10^{12}$/L,血小板$120×10^9$/L。ALT 55 U/L,白蛋白22 g/L。血尿素氮8 mmol/L。尿胆红素(+)。粪便隐血试验(—)。

💾 **病因/发病机制**

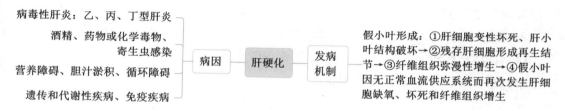

图3-7 肝硬化

📖 **护理诊断**

1. 营养失调:低于机体需要量 与肝功能减退、门静脉高压引起食欲减退和低蛋白血症等有关。

2. 体液过多 与门静脉高压导致低蛋白血症、醛固酮和抗利尿激素增高及淋巴回流受阻而引起的水钠潴留有关。

3. 潜在并发症:上消化道大出血、肝性脑病、肝肾综合征。

4. 有皮肤完整性受损的危险 与营养不良、水肿、长期卧床有关。

5. 有感染的危险 与机体抵抗力低下、门腔静脉侧支循环开放等因素有关。

🔗 **护理要点**

1. 休息与活动:失代偿期应卧床休息,适当活动。肝硬化并发感染时,应绝对卧床休息。

2. 饮食护理:① 血氨正常者,保证蛋白质摄入量。② 肝功能显著减退或有肝性脑病先兆时,给予低蛋白饮食。③ 血氨增高时,限制或禁食蛋白质。病情好转后,逐渐增加摄入量。④ 必要时静脉补充氨基酸、白蛋白等。⑤ 禁烟酒,少喝浓茶、咖啡,避免进食干硬、粗糙、油炸及辛辣食物。

3. 腹水护理:① 取平卧位,抬高下肢。大量腹水者,取半卧位,减轻呼吸困难。② 限制水钠摄入。食盐控制在 1.5～2 g/d,限水在 1 000 mL/d 左右。③ 避免剧烈咳嗽、用力排便等,以免腹内压骤增。④ 用药护理,利尿剂速度不宜过快;输注血浆或白蛋白应少量多次,促进腹水消退。协助医生进行放腹水或腹水浓缩回输。⑤ 皮肤护理,保持床铺干燥平整,定时翻身按摩骨突部位,防止压疮。

4. 用药护理:保肝药物(肌酐、乙酰辅酶 A);上消化道出血应用垂体后叶素时,注意滴速,防止药物渗出血管外;抗肝纤维化药物治疗需长期服用,应注意观察有无胃肠道反应及粒细胞减少。

例 题

1. 我国肝硬化的最主要病因为(　　　)
   A. 乙醇中毒　　　　　　　　B. 胆汁淤积　　　　　　　　C. 循环障碍
   D. 病毒性肝炎　　　　　　　E. 日本血吸虫病

2. 引起肝硬化最常见的肝炎类型是(　　　)
   A. 甲型肝炎　　　　　　　　B. 乙型肝炎　　　　　　　　C. 丙型肝炎
   D. 丁型肝炎　　　　　　　　E. 酒精性肝炎

3. 在国外,引起肝硬化的主要原因是(　　　)
   A. 循环障碍　　　　　　　　B. 胆汁淤积　　　　　　　　C. 乙醇中毒
   D. 营养障碍　　　　　　　　E. 病毒性肝炎

4. 下列以假小叶形成为主要病理改变的疾病是(　　　)
   A. 慢性肝淤血　　　　　　　B. 弥漫性肝硬化　　　　　　C. 急性重型肝炎
   D. 肝硬化　　　　　　　　　E. 亚急性重型肝硬化

5. 不符合肝硬化早期症状的是(　　　)
   A. 恶心　　　　　　　　　　B. 腹胀　　　　　　　　　　C. 食欲减退
   D. 便血　　　　　　　　　　E. 呕吐

6. 秦某,男,56 岁,确诊为肝硬化失代偿期,其最突出的临床表现是(　　　)
   A. 腹水　　　　　　　　　　B. 肝掌　　　　　　　　　　C. 低热
   D. 出血　　　　　　　　　　E. 脾大

7. 护士指导肝硬化腹水患者每日进水量限制在(　　　)
   A. 1 500 mL　　　　　　　　B. 1 000 mL　　　　　　　　C. 800 mL
   D. 500 mL　　　　　　　　　E. 2 000 mL

8. 患者,王某,确诊肝硬化 3 个月,下列哪项为该患者内分泌失调的表现(　　)

    A. 营养障碍　　　　　　　　B. 出血　　　　　　　　C. 蜘蛛痣

    D. 贫血　　　　　　　　　　E. 肝大

9. 王某,男,64 岁,肝硬化病史 2 年余,近日出现持续性肝区疼痛,腹水呈现血性,应首先考虑可能合并(　　)

    A. 结核性腹膜炎　　　　　　B. 原发性腹膜炎　　　　C. 肝肾综合征

    D. 原发性肝癌　　　　　　　E. 肝性脑病

10. 为肝硬化患者放腹水,检查腹水的性质为(　　)

    A. 血性　　　　　　　　　　B. 渗出液　　　　　　　C. 漏出液

    D. 脓性　　　　　　　　　　E. 乳糜液

11. 王某,男,55 岁。肝硬化 2 年,护士今晨发现其并发肝性脑病,下列最具有特征性的体征是(　　)

    A. 腱反射亢进　　　　　　　B. 肌张力增加　　　　　C. 扑翼样震颤

    D. 踝阵挛　　　　　　　　　E. 巴宾斯基征阳性

12. 下列哪项是肝硬化患者最常见的并发症(　　)

    A. 上消化道出血　　　　　　B. 感染　　　　　　　　C. 功能性肾衰竭

    D. 肝性脑病　　　　　　　　E. 胆汁淤积

13. 对肝硬化最有确诊价值的检查是(　　)

    A. 血常规检查　　　　　　　B. 肝功能检查　　　　　C. 甲胎蛋白检测

    D. 内镜检查　　　　　　　　E. 肝穿刺活检

14. 对顽固性腹水的治疗,较好的方法是(　　)

    A. 使用利尿药　　　　　　　B. 甘露醇导泻

    C. 腹腔穿刺放腹水　　　　　D. 定期输注新鲜血

    E. 腹水浓缩回输

15. 张某,肝硬化合并上消化道大出血的患者,经止血后护士要特别注意哪种并发症的发生(　　)

    A. 感染　　　　　　　　　　B. 肝肾综合征　　　　　C. 肝性脑病

    D. 癌变　　　　　　　　　　E. 黄疸

16. 肝硬化患者出现下列何种情况护士要密切观察患者感染征象(　　)

    A. 红细胞减少　　　　　　　B. 中性粒细胞减少　　　C. 血小板减少

    D. 淋巴细胞减少　　　　　　E. 嗜酸性粒细胞减少

17. 肝硬化患者出现全血细胞减少,最主要的原因是(　　)

    A. 功能性肾衰竭　　　　　　B. 营养吸收障碍

C. 上消化道大量出血　　　　　　D. 脾功能亢进

E. 凝血因子合成减少

18. 肝硬化伴大量腹水的患者,护士应协助其采取的体位是(　　)

　　A. 平卧位　　　　　　　　　B. 半卧位　　　　　　　　　C. 侧卧位

　　D. 头低足高位　　　　　　　E. 俯卧位

19. 肝硬化患者禁食油炸、粗纤维食物是为了(　　)

　　A. 严格限制钠的摄入　　　　B. 预防食管黏膜损伤至大出血

　　C. 减少肠道氨的吸收　　　　D. 减轻肝脏负担

　　E. 预防便秘

20. 张某,男,50 岁,确诊肝硬化入院。入院查体:黄疸,皮肤瘙痒。患者出现皮肤瘙痒的原因是(　　)

　　A. 低蛋白血症　　　　　　　B. 皮下钙盐沉积

　　C. 胆红素水平升高　　　　　D. 免疫力下降

　　E. 皮肤水肿

21. 腹腔穿刺放液后应着重注意(　　)

　　A. 监测电解质　　　　　　　B. 大量饮水　　　　　　　　C. 快速补液

　　D. 观察尿量　　　　　　　　E. 束紧腹带

22. 王某,男,58 岁,肝硬化腹水患者,在放腹水的过程中突然出现昏迷,首先应采取的措施是(　　)

　　A. 吸氧　　　　　　　　　　B. 头颅降温　　　　　　　　C. 停止放腹水

　　D. 静脉补液　　　　　　　　E. 保持呼吸道通畅

23. 患者,男,46 岁。肝硬化病史 10 年余。近半个月来出现肝增大,持续肝区疼痛不能忍受而入院。查体:明显消瘦,腹部膨隆,移动性浊音,肝大,质硬,表面凹凸不平。考虑发生了(　　)

　　A. 上消化道出血　　　　　　B. 电解质紊乱和酸中毒　　　C. 原发性肝癌

　　D. 腹部感染　　　　　　　　E. 肝肾综合征

24. 患者,女,58 岁。患者以"肝硬化腹水"收入院,实验室检查提示乙肝两对半阳性。考虑该患者肝硬化的主要原因是(　　)

　　A. 乙醇中毒　　　　　　　　B. 病毒性肝炎　　　　　　　C. 循环障碍

　　D. 营养失调　　　　　　　　E. 药物中毒

25. 患者,男,50 岁。肝硬化病史 10 余年。为穿刺放腹水治疗入院,今突然出现不明原因的发热,剧烈腹痛。查体发现腹肌紧张,有压痛,并伴有反跳痛。最可能的并发症是(　　)

A. 上消化道出血　　　　　　B. 自发性腹膜炎　　　　　　C. 肝性脑病

D. 穿孔　　　　　　　　　　E. 肝肾综合征

26. 肝硬化患者出现性欲减退、睾丸萎缩、乳房发育及蜘蛛痣是由于（　　　）

A. 雄激素过多　　　　　　　B. 垂体功能减退　　　　　　C. 雌激素过多

D. 肾上腺皮质激素过多　　　E. 继发性醛固酮增多

27. 下列哪项不属于门脉高压的侧支循环（　　　）

A. 食管下端静脉曲张　　　　B. 脐周静脉曲张　　　　　　C. 腹壁静脉曲张

D. 下肢静脉曲张　　　　　　E. 痔静脉曲张

28. 为清除肝硬化患者肠道内的积血，首选的灌肠液是（　　　）

A. 温开水　　　　　　　　　B. 稀醋溶液　　　　　　　　C. 生理盐水

D. 碳酸氢钠溶液　　　　　　E. 肥皂水

参考答案

1. D	2. B	3. C	4. C	5. D	6. A	7. B	8. C
9. D	10. C	11. C	12. A	13. E	14. E	15. C	16. B
17. D	18. B	19. B	20. C	21. E	22. C	23. C	24. B
25. B	26. C	27. D	28. B				

第八节　原发性肝癌

学习目标

1. 了解原发性肝癌的病因与发病机制、病理分型和转移途径、实验室及其他检查的临床意义。

2. 掌握原发性肝癌的定义、临床表现、护理诊断/问题与护理措施和健康指导。

3. 熟悉诊断要点和治疗要点。

典型案例

冯某，男，65岁。有肝硬化病史。近3个月来出现右上腹持续性胀痛，进行性消瘦、乏力、食欲不振、腹胀。入院查体：T 36.3 ℃，P 72 次/分，R 18 次/分，BP 135/80 mmHg，患者神志清，精神差，肝病面容，消瘦体型。皮肤黏膜轻度黄染，颈部及前胸部可见数个蜘蛛痣，肝掌。肝脾肋下未触及，肝区压痛明显，腹软，反跳痛。实验室检查：甲胎蛋白 450 μg/L,B 超显示肝右叶见一直径 2.2 cm 结节,肝脏穿刺活检阳性。

病因/发病机制

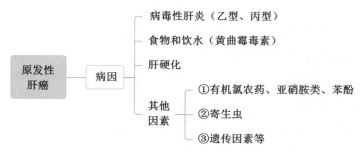

图 3-8 原发性肝癌

护理诊断

1. 疼痛：肝区痛 与肿瘤进行性增大,肝包膜张力增高或癌结节破裂等有关。

2. 营养失调：低于机体需要量 与恶性肿瘤对机体造成的慢性消耗、化疗所致的胃肠道反应等有关。

3. 预感性悲哀 与担忧疾病预后不良有关。

4. 有感染的危险 与疾病慢性消耗、药物及放射治疗所致白细胞减少及营养摄入不足有关。

5. 潜在并发症：肝性脑病、上消化道出血、癌结节破裂出血、感染等。

护理要点

1. 休息与活动：减少体力消耗,增加肝脏的血流量,减轻肝脏的负担。

2. 饮食护理：给予高蛋白、适当热量、高维生素、易消化食物。对于呕吐患者,遵医嘱给予止吐剂,吐后 30 分钟以后再进食,必要时给予静脉补充营养。

3. 病情观察：观察肝区疼痛的部位、性质、程度、持续时间、伴随症状等。观察肿瘤转移表现,如咳嗽、咯血、胸痛等。观察有无疑似肝性脑病的征象,如意识状态的变化等。突发剧烈腹痛、急性腹膜炎和内出血应考虑癌结节破裂出血。

4. 肝动脉栓塞化疗护理：① 化疗前护理：术前 1 天给易消化饮食,术前 4~6 小时禁食禁水,行术前准备,术前半小时遵医嘱给予镇静剂。② 术后护理：观察生命体征,穿刺部位压迫止血 15 分钟再加压包扎,沙袋压迫 6~8 小时。保持穿刺侧肢体伸直 24 小时。

5. 疼痛护理：保持环境安静、舒适;教会患者放松和转移注意力的技巧,有利于缓解疼痛。中重度疼痛者,可采用三阶梯疗法,详见本章第四节"胃癌"的护理。

例　题

1. 在我国诱发原发性肝癌的主要疾病是（　　）
   A. 甲型肝炎　　　　　　　　B. 乙型肝炎　　　　　　　　C. 酒精性肝炎
   D. 中毒性肝炎　　　　　　　E. 肝脓肿

2. 李某，原发性肝癌患者，今晨突然出现腹痛并伴有腹膜刺激征，其最有可能出现的并发症是（　　）
   A. 癌肿破裂出血　　　　　　B. 上消化道出血　　　　　　C. 急性腹膜炎
   D. 肝性脑病　　　　　　　　E. 急性胃穿孔

3. 张某，诊断为原发性肝癌，肝区疼痛的性质为（　　）
   A. 剧痛　　　　　　　　　　B. 灼痛　　　　　　　　　　C. 阵发性疼痛
   D. 间歇性隐痛　　　　　　　E. 持续性胀痛或钝痛

4. 患者，男，56岁，因右上腹持续性胀痛就诊，诊断为原发性肝癌，其肝区疼痛的主要原因是（　　）
   A. 肝内血液循环受阻　　　　B. 肝实质塌陷　　　　　　　C. 肝包膜被牵拉
   D. 癌肿压迫胆道　　　　　　E. 门静脉癌栓阻塞

5. 下列哪项为原发性肝癌患者最突出的体征（　　）
   A. 发热　　　　　　　　　　B. 腹膜刺激征　　　　　　　C. 肝脏进行性肿大
   D. 黄疸　　　　　　　　　　E. 腹壁静脉曲张

6. 原发性肝癌最早、最常见的转移方式是（　　）
   A. 淋巴转移　　　　　　　　B. 肝内血行转移　　　　　　C. 肝外血行转移
   D. 种植转移　　　　　　　　E. 直接蔓延

7. 原发性肝癌肝外血行转移最多见于（　　）
   A. 肺　　　　　　　　　　　B. 骨　　　　　　　　　　　C. 肾
   D. 脑　　　　　　　　　　　E. 胃

8. 用于原发性肝癌普查和早期诊断的肿瘤标志物是（　　）
   A. 天冬氨酸转氨酶（AST）　　B. 癌胚抗原（CEA）
   C. 谷丙转氨酶（ALT）　　　　D. 碱性磷酸酶（ALP）
   E. 甲胎蛋白（AFP）

9. 章某，男，60岁。原发性肝癌患者，护士指导其饮食为（　　）
   A. 高蛋白、高脂肪　　　　　B. 高蛋白、高糖　　　　　　C. 高脂肪、高糖
   D. 高蛋白、低维生素　　　　E. 高蛋白、高维生素

10. 患者，女，68岁，诊断原发性肝癌2个月，近日肝区胀痛难忍，用什么方法减轻患者

痛苦较好（　　）

    A. 给予镇痛药物　　　　　　　B. 局部热敷

    C. 舒适环境和体位　　　　　　D. 保持较好的心理状态

    E. 教会患者转移注意力

11. 患者,男,48岁。肝硬化病史15年。近半个月来持续肝区疼痛。查体：明显消瘦,腹部膨隆,移动性浊音(＋),肝大,质硬,表面凹凸不平,可能并发(　　)

    A. 上消化道出血　　　　　B. 电解质紊乱和酸中毒　　　　C. 原发性肝癌

    D. 腹部感染　　　　　　　E. 肝肾综合征

12. 肝癌定位检查中首选的方法是(　　)

    A. B超　　　　　　　　　B. CT　　　　　　　　　C. 甲胎蛋白测定

    D. 选择性腹腔动脉造影术　　E. 肝穿刺针吸细胞检查

13. 患者,男,69岁,近半个月感右上腹胀痛,经医院检查确诊为原发性肝癌晚期后,患者情绪低落、沉默寡言、不思饮食。该患者目前最主要的护理问题是(　　)

    A. 肝区疼痛　　　　　　　　B. 预感性悲哀

    C. 体液过多　　　　　　　　D. 潜在并发症：肝性脑病、上消化道出血

    E. 营养失调：低于机体需要量

14. 患者,男,60岁,肝硬化病史5年余。近2个月来肝区呈持续性胀痛,体重下降明显。查体：体形消瘦,肝肋下3 cm,表面可触及大小不等结节,质地坚硬,肝区压痛明显。患者经医院检查确诊后认为不宜手术治疗。目前首选哪一种非手术疗法(　　)

    A. 化疗　　　　　　　　　　B. 放疗　　　　　　　　　C. 液氮冷冻

    D. 激光治疗　　　　　　　　E. 肝动脉插管化疗栓塞术

参考答案

  1. B　　　2. A　　　3. E　　　4. C　　　5. C　　　6. B　　　7. A　　　8. E

  9. E　　　10. A　　　11. C　　　12. A　　　13. B　　　14. E

第九节　肝　性　脑　病

学习目标

1. 了解肝性脑病的实验室检查及其意义。

2.掌握肝性脑病的诱因、分期、护理诊断、护理措施,以及灌肠的目的及意义。

3.熟悉肝性脑病的病因、发病机制及治疗。

典型案例

苏某,男,60 岁。乙型肝炎病史 30 年。2 年前自感腹胀,食欲减退,乏力,牙龈出血。当地医院诊断为"肝炎后肝硬化",经保肝等治疗后症状改善。近半年工作繁忙,下肢水肿明显。患者近 2 天进食量少,今晨家属发现其神志恍惚,答非所问,行为反常,遂来院就诊。查体:T 36.5 ℃,P 80 次/分,R 20 次/分,BP 95/60 mmHg。浅昏迷状态,被动体位,体形消瘦,皮肤、黏膜轻度黄染,心、肺听诊无异常;腹部膨隆,腹壁未见曲张静脉,肝、脾触诊不满意,移动性浊音(+),肠鸣音减弱;双下肢中度凹陷性水肿。实验室检查示:肝功能 ALT 110 U/L,AST 165 U/L。血氨 142 μmol/L(正常参考值:18～72 μmol/L)。腹部 B 超示:肝缩小,伴少量腹水。脑电图示:节律变慢,δ 波幅高。

病因/发病机制

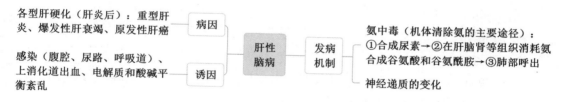

图 3-9　肝性脑病

护理诊断

1.意识障碍　与血氨增高、干扰脑细胞能量代谢和神经传导有关。

2.营养失调:低于机体需要量　与肝功能减退、消化吸收障碍等有关。

3.有感染的危险　与长期卧床、营养失调、抵抗力低下有关。

4.活动无耐力　与肝功能减退、营养摄入不足有关。

5.知识缺乏:缺乏预防肝性脑病的有关知识。

护理要点

1.休息与安全:意识清醒者,加强巡视,训练患者的定向力。烦躁不安者,加用床档,必要时用约束带。昏迷患者安排专人护理。

2.饮食护理:高热量、低蛋白饮食,减少蛋白质的分解,减少氨的生成。清醒患者逐步增加蛋白质,以植物蛋白为主,因其含支链氨基酸较多。

3. 用药护理:感染时,遵医嘱应用抗生素。肝硬化腹水患者,避免快速利尿和大量放腹水,以免加重肝脏损害。避免使用安眠、镇痛、镇静、麻醉药等。水肿明显的禁用或慎用谷氨酸钠。肾功不全、尿少者,禁用或慎用谷氨酸钾。灌肠和导泻用于清除肠内积食、积血以减少毒性物质的吸收。例如,食醋、乳果糖等弱酸性溶液灌肠,用硫酸镁导泻。忌用肥皂水灌肠。

4. 昏迷患者,取仰卧位,头偏向一侧,保持呼吸道通畅,必要时吸氧,深昏迷患者气管切开。做好皮肤护理,防止静脉血栓形成及肌肉萎缩等并发症,高热患者及时进行物理降温。

例 题

1. 患者,男,58 岁,肝硬化病史 4 年,今诊断为肝性脑病前驱期,其主要表现可为（   ）

    A. 意识模糊   B. 精神失常   C. 性格行为改变

    D. 呼吸时有肝臭   E. 昏迷

2. 患者,朱某,55 岁,因肝硬化腹水入院治疗。放腹水后出现精神错乱、昏睡,伴有扑翼样震颤、脑电图异常等表现。此时患者可能处于肝性脑病的哪一期（   ）

    A. 前驱期   B. 昏迷前期   C. 昏睡期

    D. 浅昏迷期   E. 深昏迷期

3. 患者,男性,55 岁。患肝硬化 5 年,近日出现昏睡,可唤醒,有扑翼样震颤,肌张力增加,脑电图异常。目前该患者最主要的护理问题是（   ）

    A. 焦虑   B. 恐惧   C. 知识缺乏

    D. 活动无耐力   E. 有受伤的危险

4. 肝性脑病患者出现扑翼样震颤的发病机制是（   ）

    A. 谷氨酰胺减少   B. 氨基丁酸减少   C. 羟苯乙醇增多

    D. 乙酰胆碱增多   E. 以上都不是

5. 患者,男,50 岁,确诊为肝性脑病,医嘱给予乳果糖口服的目的是（   ）

    A. 导泄   B. 酸化肠道   C. 抑制肠菌生长

    D. 补充能量   E. 保护肝脏

6. 患者,李某,今晨出现肝性脑病症状,护士指导患者暂停蛋白质饮食目的是（   ）

    A. 减少氨的形成   B. 减少氨的吸收   C. 促进氨的转化

    D. 降低血尿素氮   E. 降低肠道内 pH

7. 朱某,确诊为肝性脑病,为减少肠道氨的吸收,护士不宜采用的措施是（   ）

    A. 生理盐水清洁灌肠   B. 肥皂水灌肠   C. 硫酸镁导泻

D. 食醋加生理盐水灌肠　　　　E. 番泻叶液口服

8. 田某,因肝性脑病合并碱中毒入院治疗,应选用的氨基酸为(　　)

A. 谷氨酸　　　　　　　　B. 精氨酸　　　　　　　　C. 鸟氨酸

D. 色氨酸　　　　　　　　E. 半胱氨酸

9. 医生为肝性脑病患者使用乳果糖,其主要作用是(　　)

A. 导泻　　　　　　　　　B. 增加肠道内渗透压,抑制细菌繁殖

C. 改变肠道 pH　　　　　D. 增加糖的供给、保护肝脏

E. 以上均不是

10. 患者,男,69 岁,肝硬化病史 4 年余。近日,患者家属发现其行为异常来院就诊,医生考虑患者出现肝性脑病,下列哪项检查对该诊断最有价值(　　)

A. 血氨　　　　　　　　　B. 血肌酐　　　　　　　　C. 动脉血气分析

D. 尿素氮　　　　　　　　E. 肌红蛋白

11. 对于肝性脑病患者,下列哪个时期的脑电图检查多数是正常的(　　)

A. 前驱期　　　　　　　　B. 昏迷前期　　　　　　　C. 昏睡期

D. 浅昏迷期　　　　　　　E. 深昏迷期

12. 张某,男,55 岁,肝硬化腹水 1 个月,近 2 日来神志恍惚,答非所问,行为反常,呼吸有异味。不符合的护理措施是(　　)

A. 保持大便通畅　　　　　B. 建议使用镇静剂

C. 用弱酸溶液灌肠　　　　D. 禁蛋白饮食

E. 注意观察生命体征

13. 患者,男,53 岁。肝炎后肝硬化病史 10 年,近日出现烦躁不安,睡眠时间倒错,在病室内随地大小便。考虑发生了(　　)

A. 贫血　　　　　　　　　B. 氮质血症　　　　　　　C. 安眠药过量

D. 震颤性麻痹　　　　　　E. 肝性脑病

14. 患者,男,58 岁。肝硬化病史 6 年,此次因腹水入院治疗,前天大量利尿放腹水后出现肝性脑病。导致该患者肝性脑病的最主要的因素是(　　)

A. 上消化道出血　　　　　B. 低钾性碱中毒　　　　　C. 感染

D. 高蛋白饮食　　　　　　E. 药物

15. 患者,男,45 岁。肝硬化 12 年,昨日下午出现恶心、呕吐、呕吐物呈咖啡色,量约 500 mL,2 小时后出现意识不清,小便失禁,扑翼样震颤无法引出,脑电图明显异常。临床诊断肝硬化并发肝性脑病。该患者并发肝性脑病的诱发因素为(　　)

A. 上消化道出血　　　　　B. 放腹水　　　　　　　　C. 高蛋白饮食

D. 感染　　　　　　　　　E. 便秘

16. 患者,女,65 岁。肝硬化病史 8 年,因大量腹水入院治疗。遵医嘱给予利尿剂治疗,腹水量明显减少,但患者出现了淡漠少言,反应迟钝,语言不清等症状。患者可能出现了(　　)

    A. 继发感染　　　　　　　B. 肝性脑病　　　　　　　C. 低血糖昏迷

    D. 脑出血　　　　　　　　E. 肝肾综合征

17. 肝性脑病患者,为减少肠道毒物的生成与吸收,首选口服抗生素(　　)

    A. 甲硝唑　　　　　　　　B. 青霉素　　　　　　　　C. 庆大霉素

    D. 复方磺胺甲噁唑　　　　E. 新霉素

18. 肝性脑病患者最具特征性的体征是(　　)

    A. 肌张力增加　　　　　　B. 腱反射亢进　　　　　　C. 巴宾斯基征阳性

    D. 肌张力减弱　　　　　　E. 扑翼样震颤

参考答案

  1. C　　2. C　　3. E　　4. D　　5. B　　6. A　　7. B　　8. B

  9. C　　10. A　　11. A　　12. B　　13. E　　14. B　　15. A　　16. B

  17. E　　18. E

第十节　急性胰腺炎

学习目标

1. 了解急性胰腺炎的发病机制。

2. 掌握急性胰腺炎的临床分型、临床表现、护理诊断、治疗和护理措施及健康指导。

3. 熟悉急性胰腺炎的病因、实验室及其他检查、诊断要点。

典型案例

高某,女,42 岁,业务经理。晚餐进食油腻食物后,突发上腹部疼痛伴恶心呕吐来院就诊。患者自诉腹痛逐渐加重呈持续性并向腰背部放射,呕吐 1 次,呕吐物为胃内容物,呕吐后腹痛未有减轻。胆囊切除术后 2 年。入院查体:T 38 ℃,P 115 次/分,R 26 次/分,BP 135/90 mmHg。神志清,急病面容,屈膝卧位,皮肤、黏膜未见黄染及出血点,心肺听诊无异常。腹部稍膨隆,腹壁紧张,全腹压痛,无明显反跳痛,未见肠型及腹部包块,肝、脾肋下未触及,无叩击痛,移动性浊音(一),肠鸣音减弱,双下肢无水肿。

实验室检查：血红蛋白 110 g/L，红细胞 3.7×10^{12}/L，白细胞 15.6×10^9/L，血小板 20×10^9/L。血淀粉酶 650 U/L，尿淀粉酶 810 U/L。腹部 B 超：胰腺增大。

病因/发病机制

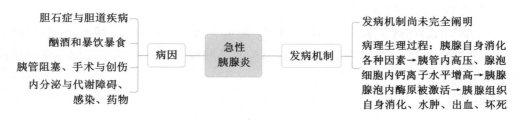

图 3 - 10　急性胰腺炎

护理诊断

1. 疼痛：腹痛　与胰腺及其周围组织炎症、水肿或出血坏死有关。

2. 潜在并发症：低血容量性休克、急性腹膜炎。

3. 体温过高　与胰腺炎症反应、出血、坏死有关。

4. 有体液不足的危险　与禁食、呕吐、胃肠减压或胰腺出血有关。

护理要点

1. 休息与活动：绝对卧床休息，协助患者弯腰屈膝侧卧位以缓解疼痛。必要时加床档，防止坠床。

2. 饮食护理：禁饮食 1～3 日。必要时给予胃肠减压，减少因进食刺激胰液分泌。给予全胃肠外营养，补液 3 000 mL/d 以上，同时补充电解质。腹痛消失后，进食少量低糖流质饮食，再逐步恢复正常饮食。

3. 病情观察：观察患者神志、生命体征，血尿淀粉酶、血清电解质、血钙等及有无胰腺脓肿、腹膜炎、多器官功能衰竭的征象等。

4. 用药护理：腹部剧痛者，遵医嘱给予布桂嗪、哌替啶肌内注射；禁用吗啡，以防引起 Oddi 括约肌痉挛，加重病情。伴有休克患者，给予白蛋白、血浆等。抑制胰液和胰酶分泌，使用生长抑素及其拟似物，如奥曲肽。如疼痛持续存在伴高热，则考虑并发胰腺脓肿；如疼痛剧烈、腹肌紧张、压痛、反跳痛明显，提示并发腹膜炎，应及时通知医生。

例　题

1. 急性胰腺炎患者的主要症状是（　　　）

A. 恶心　　　　　　　　　B. 呕吐　　　　　　　　　C. 发热

D. 腹痛   E. 休克

2. 下列不符合急性胰腺炎患者腹痛特点的是（   ）

     A. 刀割痛或绞痛   B. 向腰背部呈带状放射

     C. 屈膝侧卧位可减轻疼痛   D. 位于中上腹偏左

     E. 进食后疼痛可缓解

3. 某患者饮酒后出现上腹剧烈疼痛，伴恶心呕吐。体检：T 38 ℃，辗转不安，巩膜轻度黄染，血淀粉酶 520 U/L，入院后诊断为急性胰腺炎。该疾病在我国最常见的病因是（   ）

     A. 肝脏疾病   B. 肠道疾病   C. 暴饮暴食

     D. 酗酒   E. 胆道疾病

4. 下列疾病中与急性胰腺炎发病不相关的是（   ）

     A. 胆道疾病   B. 胆管梗阻   C. 酗酒

     D. 暴饮暴食   E. 上消化道出血

5. 急性胰腺炎患者出现水电解质及酸碱平衡紊乱的类型不包括（   ）

     A. 代谢性碱中毒   B. 代谢性酸中毒   C. 低钾血症

     D. 低钙血症   E. 高钙血症

6. 王某，急诊入院，诊断为急性出血坏死性胰腺炎，提示其预后不良的表现是（   ）

     A. 上腹部疼痛   B. 发热   C. 恶心、呕吐

     D. 血钙降低   E. 血清淀粉酶升高

7. 刘女士，入院诊断为急性胰腺炎，其血清淀粉酶至少超过（   ）

     A. 200 U   B. 300 U   C. 400 U

     D. 500 U   E. 600 U

8. 以下表现最能提示出血坏死性胰腺炎的是（   ）

     A. 脐周皮肤青紫   B. 黄疸

     C. 上腹疼痛向腰背放射   D. 发热

     E. 频繁呕吐

9. 患者，女，30 岁。右上腹疼痛伴恶心、呕吐 12 小时。持续性腹痛呈刀割样，呕吐物为胃内容物，血淀粉酶 800 U/L。诊断为急性水肿型胰腺炎，解除疼痛的护理措施下列哪项不妥（   ）

     A. 协助患者取平卧位   B. 禁食 1～3 天

     C. 必要时胃肠减压   D. 解痉止痛

     E. 心理护理

10. 患者，女，65 岁。聚餐后突发持续剧烈中上腹痛 5 小时而就诊。体检：T 40 ℃，

P 110 次/分,R 25 次/分,BP 90/60 mmHg。该患者目前护理问题除疼痛外,还存在下列哪项主要的护理问题(　　)

    A. 恐惧　　　　　　　　　　B. 有体液不足的危险　　　　C. 知识缺乏

    D. 体温过高　　　　　　　　E. 潜在并发症:休克

11. 患者,男,60 岁。大量饮酒后出现上腹部绞痛,向腰背部呈带状放射,已持续 3 小时,呕吐后疼痛不缓解,此时最具诊断意义的实验室检查为(　　)

    A. 白细胞计数　　　　　　　B. 血清淀粉酶测定　　　　　C. 尿淀粉酶测定

    D. 血清脂肪酶测定　　　　　E. B 超

12. 患者,男,66 岁。有胆石症病史 8 年。上腹部剧痛 2 小时,弯腰屈膝体位,疑似急性胰腺炎。非手术治疗的主要措施是(　　)

    A. 抑制胰液分泌　　　　　　B. 静脉快速补液　　　　　　C. 抗生素应用

    D. 密切观察生命体征　　　　E. 给予吗啡止痛

13. 患者,男,55 岁。平常嗜酒,有胆道结石病史多年。昨晚饮酒后和暴食后出现左上腹疼痛。最可能的疾病是(　　)

    A. 胆囊炎　　　　　　　　　B. 胆道阻塞　　　　　　　　C. 肝硬化

    D. 胰腺癌　　　　　　　　　E. 急性胰腺炎

14. 患者,男,44 岁。既往有胆结石,今日午餐后突然出现中上腹痛,阵发性加剧,频繁呕吐,呕吐物含胆汁,呕吐后腹痛未减轻,化验血淀粉酶为 2 000 U/L。目前患者的饮食护理应为(　　)

    A. 低纤维饮食　　　　　　　B. 少食多餐　　　　　　　　C. 低蛋白饮食

    D. 高脂饮食　　　　　　　　E. 禁食

15. 急性胰腺炎患者经治疗,目前病情稳定准备出院,此时护士应重点强调的保健指导内容是(　　)

    A. 注意饮食卫生　　　　　　B. 避免暴饮暴食　　　　　　C. 适当休息

    D. 教会患者如何减轻疼痛的方法

    E. 取舒适卧位

16. 患者,男,40 岁。昨晚聚餐后出现中上腹部持续性疼痛,并向腰部放射,体温38.5 ℃,血压 80/60 mmHg。呕吐 1 次,为胃内容物。目前最主要的护理诊断是(　　)

    A. 恐惧　　　　　　　　　　B. 疼痛:腹痛

    C. 营养失调:低于机体需要量　　D. 体温过高

    E. 有体液不足的危险

17. 患者,男,46 岁,晚餐进食后突然出现上腹中部剧烈刀割样疼痛,向腰背部呈带状放射。继而呕出胆汁。体检:急性痛苦面容,全腹疼痛,腹肌紧张,体温 38.5 ℃。

紧急处理措施中最重要的是（　　）

　　A. 应用抗生素　　　　　　　B. 解痉镇痛　　　　　　　　C. 胃肠减压

　　D. 降温　　　　　　　　　　E. 观察病情

18. 患者，王某，急性胰腺炎患者，出现休克时最主要的治疗措施是（　　）

　　A. 应用升压药量　　　　　　B. 补充血容量　　　　　　　C. 应用肝素

　　D. 使用抑肽酶　　　　　　　E. 使用肾上腺皮质激素

19. 下列哪项是急性胰腺炎患者发生休克的主要原因（　　）

　　A. 心源性休克　　　　　　　B. 低血容量性休克

　　C. 疼痛引起神经性休克　　　D. 失血性休克

　　E. 过敏性休克

参考答案

　　1. D　　　2. E　　　3. E　　　4. E　　　5. E　　　6. D　　　7. D　　　8. A

　　9. A　　　10. D　　11. B　　12. A　　13. E　　14. E　　15. B　　16. B

　　17. C　　18. B　　19. B

第十一节　上消化道出血

学习目标

1. 了解上消化道出血的诊断要点。

2. 掌握上消化道出血的临床表现、病情监测内容、护理诊断、护理措施。

3. 熟悉上消化道出血的病因和治疗要点。

典型案例

　　管某，男，58 岁。肝硬化病史 5 年。患者今晨突发呕血，量约 600 mL，色鲜红，急诊入院。入院查体：T 37 ℃，P 100 次/分，R 24 次/分，BP 90/55 mmHg。神志欠清，肝病面容，贫血貌，皮肤、黏膜无黄染，肝-颈静脉反流征阳性；腹部稍膨隆，质软，未见腹壁静脉曲张，肝肋下未及，无叩击痛，全腹无压痛及反跳痛，无腹部包块，脾肋下 2 指，质软，移动性浊音（＋），肠鸣音 4～6 次/分。实验室检查：红细胞计数 2.8×10^{12}/L，血红蛋白 60 g/L，血小板 80×10^9/L；血生化：血氨 490 μmol/L，总蛋白 50 g/L，白蛋白 30 g/L，腹部 B 超：腹腔积液，肝硬化，脾大，门静脉高压。

病因/发病机制

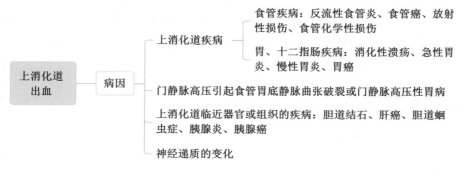

图 3 - 11　上消化道出血

护理诊断

1. 潜在并发症：血容量不足。

2. 活动无耐力　与失血性周围循环衰竭有关。

3. 有受伤的危险：创伤、窒息、误吸　与气囊压迫食管胃底黏膜长时间受压、气囊阻塞气道、分泌物反流入气管有关。

4. 恐惧　与生命受到威胁和担心预后有关。

5. 知识缺乏：缺乏有关引起上消化道出血的疾病的相关知识。

护理要点

1. 休息与体位：大出血时绝对卧床休息，取舒适体位或去枕平卧位，下肢略抬高，保证脑部供血。呕血时头偏向一侧，避免误吸或窒息。及时清除气道内的积血和呕吐物，保持呼吸道通畅，必要时给予吸氧。

2. 饮食护理：大出血者暂禁食；少量出血者，给予温凉流质饮食。待出血停止24～48小时后，进食营养丰富、易消化的半流质饮食或软食，少量多餐。逐步过渡到正常饮食。食管-胃底静脉曲张破裂出血者，止血后限制摄入钠和蛋白质食物，以免诱发肝性脑病。

3. 病情观察：观察生命体征、神志、尿量、皮肤色泽等，发现微循环血量灌注不足，及时通知医生，并配合抢救。评估出血量，根据患者的临床表现估计出血量。并判断有无继续或再出血。

4. 用药护理：补充血容量，注意补液速度，避免发生肺水肿。宜输新鲜血，因库存血氨含量高，易诱发肝性脑病。止血药物，应用垂体后叶素观察不良反应，应减慢输液速度,高血压、冠心病、妊娠者禁用。

5. 三(四)腔双囊管的应用与护理:插管至 65 cm 时抽取胃液,确认胃管在胃内,先向胃囊注气 150～200 mL,至囊内压约 50 mmHg 并封闭管口。食管囊注气 100 mL,管外端连接 0.5 kg 沙袋。拔管前口服液体石蜡 20～30 mL 润滑黏膜及管路。气囊充气加压 12～24 小时应放松牵引,放气 15～30 分钟。以免食管胃底黏膜受压时间过长而发生糜烂、坏死。

例 题

1. 赵某,诊断为上消化道出血,其特征性表现为(　　)
   A. 休克　　　　　　　　　B. 腹痛　　　　　　　　　C. 头晕、心悸
   D. 呕血与黑粪　　　　　　E. 晕厥

2. 高某,男,48 岁,急诊以消化性溃疡合并上消化道大出血收入院。该疾病下列哪种症状不常出现(　　)
   A. 呕血与黑粪　　　　　　B. 失血性周围循环衰竭　　C. 氮质血症
   D. 高热　　　　　　　　　E. 贫血

3. 患者,郭某,上消化道大出血伴休克,护士协助患者取去枕平卧,其目的是(　　)
   A. 有利止血　　　　　　　B. 防止误吸
   C. 增加回心血量　　　　　D. 改善脑供血
   E. 防止呕吐

4. 上消化道出血最常见的原因是(　　)
   A. 慢性胃炎　　　　　　　B. 胃癌
   C. 食管-胃底静脉曲张　　　D. 消化性溃疡
   E. 脾功能亢进

5. 上消化道出血患者下列哪种情况宜选用垂体后叶素进行止血(　　)
   A. 消化性溃疡出血　　　　B. 胃癌出血
   C. 胃黏膜糜烂出血　　　　D. 食管-胃底静脉曲张破裂出血
   E. 出血坏死型急性胰腺炎

6. 对食管-胃底静脉曲张破裂大出血伴休克的肝硬化患者应输新鲜血,不宜输库存血,其最主要原因是(　　)
   A. 库存血中含钾多,易引起高钾血症
   B. 库存血中红细胞含氧较少
   C. 库存血含氨较多,可诱发肝性脑病
   D. 库存血中凝血因子减少,不利于止血

E. 库存血中抗凝剂多,不利于止血

7. 柏油样便见于下列哪种疾病（　　）

    A. 急性糜烂出血性胃炎　　　　B. 直肠癌　　　　　　　C. 上消化道出血

    D. 慢性胃炎　　　　　　　　　E. 结肠癌

8. 患者,孙某,50 岁,因上消化道大出血收治入院,医生为其做急诊内镜检查,此项检查一般在上消化道出血后多长时间内进行（　　）

    A. 6～12 小时　　　　　　　　B. 12～24 小时　　　　　C. 24～48 小时

    D. 36～72 小时　　　　　　　　E. 48～72 小时

9. 患者,男,45 岁,患肝硬化 5 年。近 6 小时呕血 2 次,每次量约 300 mL。入院查体:BP 80/55 mmHg,心率 140 次/分,腹部移动性浊音(＋),该患者呕血的原因可能为（　　）

    A. 胃溃疡　　　　　　　　　　B. 十二指肠溃疡　　　　　C. 胃癌

    D. 食管-胃底静脉曲张破裂出血E. 急性腐蚀性胃炎

10. 急性上消化道大出血,能反映血容量变化的观察项目是（　　）

    A. 神志　　　　　　　　　　　B. 瞳孔　　　　　　　　　C. 呼吸

    D. 脉搏　　　　　　　　　　　E. 面色

11. 上消化道大量出血时,紧急处理首选哪项（　　）

    A. 冰盐水洗胃　　　　　　　　B. 静滴垂体后叶素

    C. 口服去甲肾上腺素　　　　　D. 快速输血输液

    E. 手术治疗

12. 患者,女,43 岁。诊断为"上消化道出血"收治住院,为明确出血病因,首选的检查方法是（　　）

    A. 大便隐血试验　　　　　　　B. X 线钡剂造影　　　　　C. 胃镜检查

    D. 血常规检查　　　　　　　　E. B 超检查

13. 上消化大量出血后多数患者会出现发热,其原因是（　　）

    A. 肠道内积血　　　　　　　　B. 体温调节中枢功能障碍　C. 感染

    D. 血尿素氮升高　　　　　　　E. 机体抵抗力减弱

14. 患者,男,68 岁。有肝硬化病史 6 年,饮酒后出现呕血 1 次,呕吐物为咖啡渣样物质,量约 600 mL。测体温为 38.2 ℃,该患者目前首要的护理问题是（　　）

    A. 体液不足　　　　　　　　　B. 营养失调：低于机体需要量

    C. 体温升高　　　　　　　　　D. 酸碱平衡紊乱

    E. 活动无耐力

15. 上消化道大出血的患者目前的饮食为（　　）

A. 温凉流质   B. 半流易消化食物   C. 清淡普食

D. 暂禁食   E. 软食

参考答案

1. D   2. D   3. D   4. D   5. B   6. C   7. C   8. C

9. D   10. D   11. D   12. C   13. B   14. A   15. D

第四章

泌尿系统疾病患者的护理

第一节　慢性肾小球肾炎

📁 学习目标

1. 了解慢性肾小球肾炎的病因、发病机制、实验室检查。
2. 掌握慢性肾小球肾炎的临床表现、护理诊断和护理措施。
3. 熟悉慢性肾小球肾炎的诊断及治疗要点。

✏️ 典型案例

李某,男,40岁。蛋白尿、乏力、腰膝酸软、颜面浮肿5年。2天前因过度劳累症状加重,伴头昏、剧烈头痛、视物模糊遂入院就诊。查体:T 36.8 ℃,P 80次/分,R 20次/分,BP 155/100 mmHg,面色苍白,双下肢凹陷性水肿。尿检:尿蛋白(＋＋＋)、红细胞(＋＋);血常规:红细胞 $3.5×10^{12}$/L、血红蛋白 80 g/L。

📑 病因/发病机制

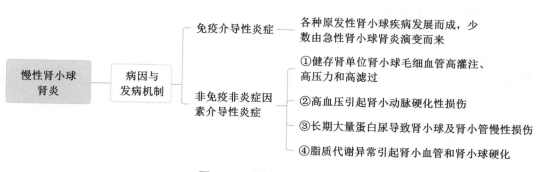

图4-1　慢性肾小球肾炎

📑 护理诊断

1. 体液过多　与肾小球滤过下降导致水钠潴留有关。

2. 营养失调：低于机体需要量 与摄入量减少、肠道吸收障碍有关。

3. 有感染的危险 与大量蛋白丢失，抵抗力下降有关。

4. 潜在并发症：慢性肾衰竭。

护理要点

1. 休息：保证充分休息，适度活动。病情加重或伴有血尿、心力衰竭及并发感染者，限制活动。

2. 饮食：提供足够热量、富含维生素、易消化的饮食，肾功能减退时应予以优质低蛋白饮食，0.6～0.8 g/(kg·d)。控制磷的摄入。

3. 用药护理：首选降压药为血管紧张素转化酶抑制剂（ACEI）和血管紧张素Ⅱ受体拮抗剂（ARB），介绍各类降压药的疗效、不良反应及使用时的注意事项，如 ACEI 和 ARB 可致血钾升高及高血钾表现等。

4. 病情观察：密切观察患者肾功能、血压、水肿等的变化。定期测量血浆白蛋白、血红蛋白等。

例 题

1. 下列哪项是慢性肾炎患者必有的改变（   ）

    A. 水肿　　　　　　　　　B. 高血压　　　　　　　　　C. 尿液改变

    D. 血浆蛋白　　　　　　　E. 肾功能

2. 肾小球肾病的饮食治疗应给予（   ）

    A. 高钠、低蛋白、高糖、高维生素饮食

    B. 低钠、高蛋白、低糖、低维生素饮食

    C. 低钠、高蛋白、高糖、高维生素饮食

    D. 高脂肪、高蛋白、低糖、高维生素饮食

    E. 高蛋白、高脂肪、高糖、高钠饮食

3. 慢性肾炎的主要病变部位是（   ）

    A. 单侧肾脏的肾小球

    B. 双侧肾脏的肾小球

    C. 单侧肾脏的肾小球和肾小管

    D. 双侧肾脏的肾小球和肾小管

    E. 双侧肾间质

4. 下列哪项不是诱发慢性肾炎肾功能恶化的因素（   ）

    A. 感染

　　B. 劳累

　　C. 肾毒性药物如氨基苷类抗生素

　　D. 偶发室性早搏

　　E. 血压升高

5. 慢性肾炎终末期并发症为（　　）

　　A. 上呼吸道感染　　　　　　B. 尿路感染

　　C. 慢性肾功能不全　　　　　D. 心力衰竭（全心衰）

　　E. 高血压脑病

6. 慢性肾炎晚期最严重的问题是（　　）

　　A. 贫血　　　　　　　　　　B. 大量蛋白尿

　　C. 中度以上高血压　　　　　D. 肾功能衰竭

　　E. 高度水肿

7. 慢性肾炎的主要治疗目标是（　　）

　　A. 控制感染　　　　　　　　B. 防止腹腔积液

　　C. 防止高血压脑病　　　　　D. 防止心脑血管并发症

　　E. 防止或延缓肾功能的进行性减退

8. 肾小球性血尿的特点是（　　）

　　A. 多伴发热　　　　　　　　B. 伴有腰痛及排尿不适

　　C. 尿中红细胞量较大　　　　D. 可伴红细胞管型

　　E. 无肉眼血尿

9. 女性，35 岁，主诉水肿就诊。尿液检查蛋白（＋），红细胞 5～10/HP，白细胞 2～3/HP，颗粒管型 0～2/HP，拟诊慢性肾炎普通型。体检时最可能发现水肿的部位是（　　）

　　A. 眼睑和颜面　　　　　　B. 足背和踝部　　　　　　C. 胸壁和腹壁

　　D. 臀部和会阴部　　　　　E. 手背和腕部

10. 慢性肾小球肾炎护理措施不包括（　　）

　　A. 消除疑虑，配合治疗　　　B. 减轻水肿，维持体液平衡

　　C. 让患者了解有关防治知识　D. 合理膳食，保证足够营养

　　E. 多饮水，保持尿量在 2 500 mL

11. 慢性肾小球肾炎最具特征性的尿异常是（　　）

　　A. 血尿　　　　　　　　　B. 脓尿　　　　　　　　C. 蛋白尿

　　D. 乳糜尿　　　　　　　　E. 管型尿

12. 慢性肾炎患者健康教育主要包括（　　）

A. 预防感染、避免劳累　　　　　B. 预防感染、加强锻炼

C. 避免劳累、卧床休息　　　　　D. 预防感染、增加营养

E. 长期应用抗生素,维护肾功能

13. 慢性肾小球肾炎患者适宜的饮食是(　　　)

A. 优质高蛋白饮食　　　　　　B. 高磷饮食

C. 多补水、钠、钾　　　　　　　D. 高热量饮食

E. 高热量、优质低蛋白饮食

14. 慢性肾炎患者仍参加强劳动可导致(　　　)

A. 肾功能衰竭　　　　　　B. 左心衰　　　　　　C. 休克

D. 呼吸衰竭　　　　　　　E. 脑出血

参考答案

1. C　　　2. C　　　3. B　　　4. D　　　5. C　　　6. D　　　7. E　　　8. D

9. A　　　10. E　　　11. C　　　12. A　　　13. E　　　14. A

第二节　急性肾小球肾炎

学习目标

1. 了解急性肾小球肾炎的病因、发病机制、实验室检查。

2. 掌握急性肾小球肾炎的临床表现、护理诊断和护理措施。

3. 熟悉急性肾小球肾炎的诊断及治疗要点。

典型案例

王某,男,6 岁,三周前患上呼吸道感染,治疗后痊愈。10 天前晨起发现双眼睑浮肿,尿色发红,并伴有食欲减退、恶心呕吐,8 天前尿色变浅,但尿量进行性减少,每日 130～150 mL,化验血肌酐 98.6 μmol/L。患儿近来有咽部不适,无用药史,患病以来精神食欲稍差,大便正常,睡眠可。查体: T 36.9 ℃,P 90 次/分,R 24 次/分,BP 140/80 mmHg,扁桃体Ⅰ度～Ⅱ度肿大,未见脓性分泌物,双下肢可凹性水肿。实验室检查:红细胞沉降率 110 mm/h,尿蛋白(＋＋),红细胞 10～12/HP,补体 C3 0.48 g/L,抗链球菌溶血素(ASO):800 IU/L。

病因/发病机制

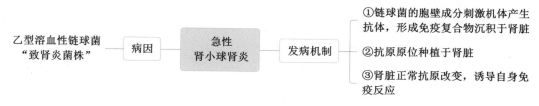

图 4-2　急性肾小球肾炎

护理诊断

1. 体液过多　与肾小球滤过下降导致水钠潴留有关。
2. 有皮肤完整性受损的危险　与水肿有关。
3. 活动耐力下降　与疾病所致高血压、水肿等有关。
4. 潜在并发症：急性左心衰竭、急性肾损伤。

护理要点

1. 休息：急性期患者应绝对卧床休息 2～3 周,部分患者需卧床休息 4～6 周,待肉眼血尿消失、水肿消退、血压恢复正常后,方可逐步增加活动量。

2. 饮食：急性期应严格限制钠的摄入,一般每天盐的摄入量应低于 3 g。水肿消退、血压下降后逐渐转为正常饮食。尿量明显减少者,注意控制水和钾的摄入。肾功能不全时适当减少蛋白质摄入。

3. 用药护理：注意观察利尿药的疗效和不良反应。

4. 病情观察：每天观察患者尿量及尿色;每天测量体重,观察水肿消退程度。定期监测患者肾功能、血压等的变化、监测血浆白蛋白、血红蛋白等指标。

5. 皮肤护理：水肿较重者应着宽松衣物;长期卧床者,应经常变换体位。

6. 健康指导：1～2 年内避免重体力劳动和劳累,加强个人卫生,预防呼吸道感染。

例　题

1. 急性肾小球肾炎的临床表现下列哪项最常见和必不可少(　　　)
   A. 肉眼血尿　　　　　　　B. 水肿　　　　　　　　　　C. 镜下血尿
   D. 高血压　　　　　　　　E. 肾功能损害
2. 导致肾炎性水肿的主要机理是(　　　)
   A. 肾小球滤过作用损害

B. 大量蛋白尿的丢失

C. 急性高血压引起急性心功能不全

D. 急性醛固酮增多引起水钠潴留

E. 血浆胶体渗透压下降

3. 哪项不是急性肾炎急性期的处理要点（　　　）

    A. 适当活动　　　　　　　　　B. 限制食盐　　　　　　　　　C. 应用青霉素

    D. 利尿消肿　　　　　　　　　E. 降血压

4. 确定急性肾炎最主要的手段是（　　　）

    A. 肾活检　　　　　　　　　　B. 尿液检查　　　　　　　　　C. B型超声检查

    D. 肾小球滤过功能检查　　　　E. 以上都不是

5. 急性肾炎临床首发症状多为（　　　）

    A. 少尿、无尿　　　　　　　　B. 高血压

    C. 心力衰竭（全心衰）　　　　D. 水肿、血尿

    E. 高血压脑病症状

6. 急性肾炎患者肉眼血尿发生率约为（　　　）

    A. 20%　　　　　　　　　　　B. 10%　　　　　　　　　　　C. 30%

    D. 40%　　　　　　　　　　　E. 60%

7. 对急性肾炎患者进行休息及饮食护理指导中，下列哪项不妥（　　　）

    A. 卧床休息极重要

    B. 卧床能改善肾血流量，促进肾炎恢复

    C. 卧床至水肿消退可下床活动

    D. 低盐饮食，一般食盐 2 g/天

    E. 高血压、水肿严重者应无盐饮食

8. 急性肾小球肾炎是（　　　）

    A. 链球菌感染后化脓性炎症　　　B. 病毒感染后非化脓性炎症

    C. 先天免疫缺陷性疾病　　　　　D. 感染后免疫反应性炎症

    E. 金黄色葡萄球菌感染后化脓性炎症

9. 下列关于小儿急性肾小球肾炎的描述错误的是（　　　）

    A. 急性发病　　　　　　　　　B. 发病前可有急性感染史　　　C. 血尿

    D. 凹陷性浮肿　　　　　　　　E. 部分患儿病初有高血压

参考答案

    1. C　　　2. A　　　3. A　　　4. A　　　5. D　　　6. C　　　7. C　　　8. D　　　9. D

第三节　肾病综合征

学习目标

1. 了解肾病综合征的发病机制。
2. 掌握肾病综合征临床表现、治疗原则、护理诊断、护理措施及健康指导。
3. 熟悉肾病综合征的病因、实验室检查。

典型案例

赵某,男,48 岁,颜面浮肿 8 天,全身凹陷性水肿 3 天,于诊所就诊,给予利尿剂口服 3 天后水肿消退,但出现明显乏力、头晕不适,遂至当地医院就诊。查体：T 36.2 ℃,P 92 次/分,R 25 次/分,BP 150/95 mmHg,血清白蛋白 20 g/L,尿蛋白(＋＋＋＋),血胆固醇 18.8 mmol/L,初步诊断：原发性肾病综合征。

病因/发病机制

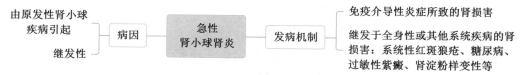

图 4-3　肾病综合征

护理诊断

1. 体液过多　与低蛋白血症致血浆胶体渗透压下降有关。
2. 营养失调：低于机体需要量　与大量蛋白丢失有关。
3. 有感染的危险　与抵抗力下降、应用激素及免疫抑制剂有关。
4. 有皮肤完整性受损的危险　与水肿、营养不良有关。
5. 活动无耐力　与低蛋白血症、抵抗力下降有关。
6. 潜在并发症：血栓及栓塞。

护理要点

1. 休息：全身严重水肿、胸腹腔积液的患者,绝对卧床休息,取半坐卧位;高血压者,适当限制活动量。水肿减轻后,进行简单室内活动,尿蛋白降至 2 g/d 以下时再进行室外活动。

2. 饮食：给予优质蛋白、高热量、低脂、高膳食纤维和低盐饮食。

3. 用药护理：注意观察利尿药、ACEI降压药、血小板解聚药、环孢素、糖皮质激素的疗效和不良反应。

4. 病情观察：密切观察生命体征、体重、腹围、出入量，观察水肿情况，以及胸闷、气急及腹胀等胸、腹腔积液的征象。定期测量血浆白蛋白、血红蛋白、血脂等指标。

5. 预防感染：保持环境清洁；加强口腔护理；保持皮肤清洁，注意个人卫生，避免尿路感染。

例 题

1. 肾病综合征的典型特征不包括（　　　）
　　A. 高血压　　　　　　　　B. 高度水肿　　　　　　　C. 高脂血症
　　D. 大量蛋白尿　　　　　　E. 低蛋白血症

2. 肾病综合征分为原发性和继发性，下列哪项属于原发性（　　　）
　　A. 糖尿病肾病　　　　　　B. 过敏性紫癜肾炎　　　　C. 慢性肾炎
　　D. 狼疮性肾炎　　　　　　E. 肾淀粉样变

3. 下列哪项是原发性肾病综合征主要并发症（　　　）
　　A. 血栓及栓塞　　　　　　B. 动脉粥样硬化　　　　　C. 肾功能不全
　　D. 感染　　　　　　　　　E. 心绞痛、心肌梗死

4. 原发肾病综合征常可自发形成血栓原因是（　　　）
　　A. 血小板增多　　　　　　B. 血管内皮易受损
　　C. 组织因子易释放　　　　D. 血液多呈高凝状态
　　E. 红细胞增多

5. 下列哪项血栓形成可使肾病综合征症状加重（　　　）
　　A. 下肢静脉　　　　　　　B. 下肢动脉　　　　　　　C. 冠状动脉
　　D. 髂静脉　　　　　　　　E. 肾静脉

6. 原发性肾病综合征尿、血生化及肾功能检查哪项不妥（　　　）
　　A. 血浆白蛋白<30 g/L
　　B. 血胆固醇、甘油三酯可升高
　　C. 肌酐清除率可正常或降低
　　D. 血尿素氮可正常或升高
　　E. 24 h尿蛋白定量<3.5 g

7. 肾病综合征水肿的原因（　　　）

A. 肾小球滤过少　　　　　　　B. 饮水过多　　　　　　　　C. 血钠过多

D. 血浆蛋白太少　　　　　　　E. 尿小管吸收多

8. 肾病综合征引起的全身水肿是由于(　　　)

A. 胶体渗透压增高　　　　　　B. 胶体渗透压下降　　　　　C. 血钠过多

D. 血钠过低　　　　　　　　　E. 体液过多

9. 临床表现大量尿蛋白是 24 h 蛋白定量大于(　　　)

A. 3.5 g　　　　　　　　　　 B. 3 g　　　　　　　　　　　C. 4 g

D. 10 g　　　　　　　　　　 E. 1 g

10. 下列哪项不是肾病综合征的诊断标准(　　　)

A. 水肿　　　　　　　　　　　B. 低蛋白血症　　　　　　　C. 血尿

D. 高脂血症　　　　　　　　　E. 大量蛋白尿

11. 原发性肾病综合征有(　　　) ［多选题］

A. 急进性肾炎　　　　　　　　B. 急性肾炎　　　　　　　　C. 慢性肾炎

D. 糖尿病肾病　　　　　　　　E. 狼疮性肾炎

12. 糖皮质激素治疗肾病综合征原则(　　　) ［多选题］

A. 起始量要足　　　　　　　　B. 用药要逐渐加量　　　　　C. 减撤药要快

D. 减撤药要慢　　　　　　　　E. 维持用药要久

参考答案

1. A　　2. C　　3. D　　4. D　　5. E　　6. E　　7. D　　8. B

9. A　　10. C　　11. ABC　　12. ADE

第四节　尿　路　感　染

学习目标

1. 了解尿路感染的发病机制。

2. 掌握尿路感染的临床表现、治疗要点、护理诊断、护理措施和健康指导。

3. 熟悉尿路感染的病因和实验室检查。

典型案例

患者,女,26 岁,已婚。寒战、高热、全身酸痛、食欲减退 2 天,尿频、尿急、尿痛、腰

痛、肾区叩击痛 1 天。查：T 39.7 ℃，P 102 次/分，R 32 次/分，BP 100/70 mmHg，尿常
规检查：镜下血尿、菌尿及白细胞管型。初步诊断为：急性肾盂肾炎。

📁 病因/发病机制

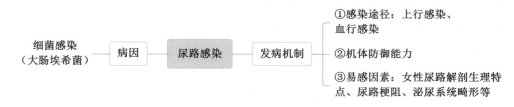

图 4 - 4　尿路感染

📑 护理诊断

1. 排尿障碍：尿频、尿急、尿痛 与泌尿系统感染有关。

2. 体温过高 与细菌感染有关。

3. 潜在并发症：肾乳头坏死、肾周脓肿。

4. 知识缺乏：缺乏预防尿路感染的知识。

⚬ 护理要点

1. **休息与活动**：急性发作期，尽量卧床休息，可减轻不适感；缓解期，鼓励患者适
量活动，以不引起身体不适为度。

2. **饮食**：给予清淡、易消化营养丰富的食物。鼓励患者多饮水、勤排尿，饮水量在
2 000 mL/d 以上。避免睡前饮水过多，以免影响休息。

3. **病情观察**：观察是否有寒战、高热、剧烈腰痛、腹痛、血尿，以及严重肾绞痛，警
惕肾乳头坏死和肾周围脓肿等并发症。监测尿液检查、肾功能和肾区 CT、B 超检查
结果。

4. **用药护理**：口服复方磺胺甲噁唑期间，要多饮水，同时服用碳酸氢钠；口服易引
起胃肠道反应，宜饭后服。喹诺酮类可引起轻度消化道反应、皮肤瘙痒等，儿童及孕妇
忌用；氨基糖苷类抗生素对肾和听神经有损害，肾功能减退者不宜使用。

5. **健康指导**：急性感染者治疗期间，在症状消失、尿液检查阴性后，仍要服药 3～5
天，并继续每周做尿液常规检查，连续 2～3 周。指导患者正确留取尿标本。指导患者
保持良好的卫生习惯，学会正确清洁外阴的方法，每天清洗外阴。平时多饮水、勤排
尿、不憋尿，劳逸结合。

例 题

1. 肾盂肾炎患者作尿培养时,清洁留尿后多长时间送培养合适(   )
   A. 3 h   B. 2 h   C. 1 h
   D. 4 h   E. 6 h

2. 慢性肾盂肾炎最严重的并发症是(   )
   A. 败血症   B. 肾周围脓肿   C. 肾性高血压
   D. 肾结石   E. 尿毒症

3. 预防肾盂肾炎最简单的措施是(   )
   A. 隔天一次抗生素口服   B. 保持外阴清洁   C. 多饮水
   D. 每天尿道口消毒   E. 每天冲洗膀胱

4. 慢性肾盂肾炎治疗后随访和判断疗效的主要内容是(   )
   A. 尿常规＋临床症状   B. 尿常规＋体征
   C. 临床症状＋体征   D. 尿常规＋尿培养
   E. 以上均不是

5. 护理尿路刺激征患者,错误的一项是(   )
   A. 多饮水   B. 卧床休息
   C. 随时清洁尿道口   D. 避免应用阿托品类药物
   E. 碱化尿液减轻疼痛

6. 急性肾盂肾炎致病菌哪种最多见(   )
   A. 真菌   B. 变形杆菌   C. 大肠杆菌
   D. 绿脓杆菌   E. 副大肠杆菌

7. 下列除哪项外,均是急性肾盂肾炎临床表现(   )
   A. 腰痛   B. 全身乏力   C. 高度水肿
   D. 寒战、高热   E. 尿频、尿急、尿痛

8. 急性肾盂肾炎护理措施中,下列哪项是错误的(   )
   A. 卧床休息   B. 限制水摄入量
   C. 按急性病期护理   D. 观察药物不良反应
   E. 作尿培养时收集清晨第一次尿

9. 肾盂肾炎患者一般不出现的尿异常是(   )
   A. 脓尿   B. 血尿   C. 菌尿
   D. 管型尿   E. 大量蛋白尿

10. 肾盂肾炎病因是(   )

A. 变态反应　　　　　　　B. 自身免疫　　　　　　　C. 免疫缺陷

D. 细菌感染　　　　　　　E. 病毒感染

11. 适合急性肾盂肾炎患者饮食需要的是（　　　）

A. 高脂肪、高蛋白饮食

B. 高脂肪、多维生素、多饮水

C. 高脂肪、高糖、高维生素饮食

D. 高脂肪、高热量、高钙饮食

E. 清淡、富有营养、多种维生素饮食，多饮水

12. 肾盂肾炎最常见的感染途径是（　　　）

A. 上行感染　　　　　　　B. 血行感染　　　　　　　C. 淋巴道感染

D. 直接感染　　　　　　　E. 以上都不是

13. 张某，女，25 岁，肾盂肾炎患者，因尿频、尿急、尿痛、发热入院，查体：T 38.9 ℃，尿红细胞 5～10/HP，白细胞满视野，下列健康教育错误的是（　　　）

A. 避免劳累　　　　　　　B. 保持会阴部清洁　　　　C. 不穿紧身裤

D. 不宜多饮水　　　　　　E. 少憋尿

参考答案

1. C　　2. E　　3. C　　4. D　　5. D　　6. C　　7. C　　8. B

9. E　　10. D　　11. E　　12. A　　13. D

第五节　急性肾损伤

学习目标

1. 了解急性肾损伤的发病机制和实验室检查。

2. 掌握急性肾损伤患者的临床表现、护理诊断和护理措施。

3. 熟悉急性肾损伤的病因、治疗原则。

典型案例

李某，女，68 岁。3 天前因感冒发热，自行购买阿奇霉素、扑热息痛、蓝岑口服液自服，2 天前出现尿少、颜面及双下肢水肿，1 天前水肿加重，无尿，患者呼吸急促、喘憋、恶心，不能平卧，遂来就诊。查体：T 36.2 ℃，P 92 次/分，R 25 次/分，BP 160/

95 mmHg,双下肢凹陷性水肿。实验室检查：血钾 5.7 mmol/L,血钙 1.95 mmol/L,血磷 2.14 mmol/L；血尿素氮 18.4 mmol/L,血肌酐 600 μmol/L,肾小球滤过率(GFR) 8 mL/min,尿蛋白(＋)。诊断：急性肾功能衰竭(ARF)。

病因/发病机制

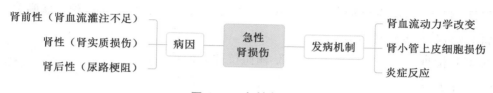

图 4－5　急性肾损伤

护理诊断

1. 体液过多　与肾小球滤过率下降致水钠潴留有关。

2. 潜在并发症：电解质紊乱、酸碱平衡失调。

3. 营养失调：低于机体需要量　与患者食欲减退、恶心、呕吐、限制蛋白质摄入、透析等因素有关。

4. 有感染的危险　与抵抗力下降和透析等侵入性操作有关。

5. 知识缺乏：缺乏疾病治疗、病情监测相关知识。

护理要点

1. 休息与活动：以休息为主,避免过度劳累。病情稳定者,鼓励其适当活动,以不出现疲劳、胸痛、呼吸困难、头晕为度；症状较重或有心肺疾病者,绝对卧床休息。

2. 饮食护理：根据肾小球滤过率调整蛋白质摄入量,饮食中 50％以上蛋白质为优质蛋白；每日摄取足够热量,以碳水化合物为主。恶心、呕吐、无法经口进食者,遵医嘱静脉输入葡萄糖。低蛋白饮食时,补充富含钙、铁及维生素 B_{12} 的食物,避免摄取含钾量高的食物。

3. 病情观察：观察症状和体征的变化,每日定时测量体重、尿量,准确记录出入液量。观察有无高血压脑病、心力衰竭、尿毒症性肺炎及电解质代谢紊乱和酸碱平衡失调等并发症。

4. 用药护理：静脉输入必需氨基酸应注意输液速度,切勿在氨基酸内加入其他药物。使用重组人促红细胞生成素时,注意定期更换注射部位。使用骨化三醇治疗肾性骨病时,随时监测血钙、磷的浓度。使用血管扩张剂时,监测血压变化；纠正高血钾及酸中毒时,监测电解质；肝素或双嘧达莫治疗时,观察皮下或内脏是否有出血。避免使用氨基糖苷类抗生素等肾毒性较大的药物。

例 题

1. 急性肾功能衰竭少尿期的主要死因是（　　　）
   A. 低血钾　　　　　　　　B. 高血钾　　　　　　　C. DIC
   D. 代谢性酸中毒　　　　　E. 氮质血症

2. 男性,32 岁,地震中重物挤压致肝脾破裂出血 3 小时,尿少 1 小时,初步诊断为急性肾衰竭,其首要的处理是（　　　）
   A. CT 检查　　　　　　　　B. 输血抗休克治疗
   C. 尿路造影检查　　　　　D. 抗生素预防感染
   E. 立即止血

3. 急性肾衰少尿期最主要的电解质紊乱是（　　　）
   A. 水中毒　　　　　　　　B. 高钾血症　　　　　　C. 高镁血症
   D. 低磷血症　　　　　　　E. 低钾血症

4. 急性肾衰少尿或无尿期最危险的是（　　　）
   A. 水中毒　　　　　　　　B. 血钙降低　　　　　　C. 高血钾
   D. 代谢性酸中毒　　　　　E. 代谢性碱中毒

5. 女,59 岁。因高热、腹泻静脉点庆大霉素治疗,5 天后出现恶心、呕吐、少尿。查血白细胞总数及分类正常,尿比重 1.010,尿蛋白(＋),红细胞 0～2/HP,白细胞 3～5/HP。血肌酐 330 μmol/L,尿素氮 17 mmol/L,尿钠 100 mmol/L。该患者患肾衰竭最可能的原因是（　　　）
   A. 急性肾小管坏死　　　　B. 急性间质性肾炎
   C. 急进性肾小球肾炎　　　D. 肾前性氮质血症
   E. 急性肾小球肾炎

6. 下列引起肾前性急性肾衰竭的病因是（　　　）
   A. 急性肾炎　　　　　　　B. 肾血栓形成　　　　　C. 休克
   D. 汞中毒　　　　　　　　E. 尿路梗阻

7. RFLE 标准是目前诊断 AKI/ARF 最常用的标准之一,下列哪项不属于其分级标准（　　　）
   A. 危险　　　　　　　　　B. 受损　　　　　　　　C. 衰竭
   D. 功能不全　　　　　　　E. 终末期肾病

8. 下列哪项不属于肾性急性肾衰竭（　　　）
   A. 心力衰竭　　　　　　　B. 脓毒症　　　　　　　C. 两性霉素
   D. 持续低氧血症　　　　　E. 弥散性血管内凝血

📋 **参考答案**

1. B 2. B 3. B 4. C 5. A 6. C 7. D 8. A

第六节 慢性肾衰竭

📁 **学习目标**

1. 了解慢性肾衰竭的病因和发病机制。
2. 掌握慢性肾衰竭的临床表现、分期、护理诊断和护理措施。
3. 熟悉慢性肾衰竭的诊断和治疗要点。

✏️ **典型案例**

王某,男,50岁,2年前出现乏力、头痛、食欲减退及夜尿增多现象。近2个月出现全身皮肤瘙痒、恶心。近3天心悸、气急,不能平卧,遂入院治疗。查体:T 36.3 ℃,P 98次/分,R 30次/分,BP 160/95 mmHg,神志清,精神差,呼吸深大,面色苍白暗沉、轻度水肿,口腔有氨臭味、口腔黏膜有溃疡,皮肤有尿素霜(尿素在皮肤表面形成的结晶状粉末)。双肺底闻及湿啰音。血常规检查示:血红蛋白80 g/L;血钙1.95 mmol/L、血磷2.14 mmol/L;血尿素氮16 mmol/L,血清肌酐800 μmol/L,肾小球滤过率8 mL/min;血pH 7.28。尿实验室检查:尿比重1.009,尿蛋白(++),有颗粒管型;B超示双肾缩小,初步诊断为:慢性肾小球肾炎、慢性肾衰竭(尿毒症期)。

📄 **病因/发病机制**

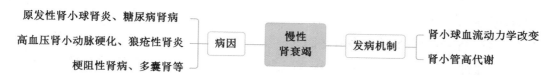

图4-6 慢性肾衰竭

🔖 **护理诊断**

1. 营养失调:低于机体需要量 与食欲减退、消化吸收功能紊乱、长期限制蛋白质摄入等因素有关。
2. 潜在并发症:电解质紊乱、酸碱平衡失调。

3. 有皮肤完整性受损的危险 与皮肤水肿、瘙痒有关。

4. 有感染的危险 与机体免疫力低下、白细胞功能异常、透析等有关。

5. 潜在并发症：贫血。

护理要点

1. 休息与活动：病情稳定者,鼓励其适当活动,以不出现疲劳、胸痛、呼吸困难、头晕为度;症状较重或有心肺疾病者,绝对卧床休息。

2. 饮食护理：给予优质低蛋白、充足热量、低盐、低钾、低磷饮食。注意补充水溶性维生素和矿物质,少食多餐。

3. 病情观察：定期监测患者的体重、血常规、尿常规、肾功能、电解质等。

4. 皮肤护理：避免皮肤过于干燥,用中性肥皂或沐浴液进行清洁并涂润肤剂;修剪指甲,避免皮肤瘙痒时抓破皮肤。下肢水肿者抬高下肢。

例 题

1. 尿毒症引起的贫血,通常为（　　　）

 A. 小细胞低色素性贫血 B. 大细胞性贫血

 C. 正细胞性贫血 D. 单纯小细胞性贫血

 E. 以上都不是

2. 尿毒症患者必有的临床表现为（　　　）

 A. 皮肤尿素霜沉着 B. 口中有尿味

 C. 纤维素性胸膜炎 D. 纤维素性心包炎

 E. 贫血

3. 尿毒症患者心血管系统最常见的表现为（　　　）

 A. 高血压 B. 心力衰竭 C. 心律失常

 D. 尿毒症性心肌病 E. 尿毒症性心包炎

4. 尿毒症患者出现手足抽搐多数是因为（　　　）

 A. 高血钾 B. 高血钙 C. 高血磷

 D. 低血钾 E. 低血钙

5. 下列哪项是尿毒症患者最早和最突出的临床表现（　　　）

 A. 胃肠道表现 B. 精神神经系统表现

 C. 心血管系统表现 D. 呼吸系统表现

 E. 代谢性酸中毒

6. 纠正尿毒症性贫血最有效的措施是（　　　）

A. 输新鲜血　　　　　　　B. 输库存血　　　　　　　C. 输血浆

D. 注射促红细胞生成素　　E. 输血浆代用品

7. 慢性肾功能衰竭时常有的水与电解质紊乱表现为（　　　）

　　A. 代谢性酸中毒、低血磷和低钙血症

　　B. 代谢性碱中毒、低血钾和低氯血症

　　C. 代谢性酸中毒、高血磷和低钙血症

　　D. 代谢性酸中毒、高血钾和低镁血症

　　E. 代谢性酸中毒、失水和低钠、低钾血症

8. 引起尿毒症最为多见的原因为（　　　）

　　A. 慢性肾盂肾炎　　　　　　B. 肾小动脉硬化症

　　C. 系统性红斑狼疮　　　　　D. 慢性肾小球肾炎

　　E. 肾结核

9. 慢性肾功能不全尿毒症在纠正酸中毒后发生抽搐,最迅速而有效的治疗措施是（　　　）

　　A. 口服镇静剂　　　　　　　B. 肌内注射维生素 D　　　C. 肌内注射安定

　　D. 静脉注射葡萄糖酸钙　　　E. 静脉注射速尿

10. 慢性肾功能不全时引起继发性甲状旁腺功能亢进的原因是（　　　）

　　A. 血钾升高　　　　　　　　B. PCO_2降低　　　　　　C. 血镁升高

　　D. 血磷升高,血钙降低　　　E. 血尿素氮升高

11. 慢性肾衰竭最常见的病因为（　　　）

　　A. 慢性肾小球肾炎　　　　　B. 慢性肾盂肾炎　　　　　C. 慢性尿路梗阻

　　D. 肾结核　　　　　　　　　E. 高血压合并肾动脉硬化

12. 慢性肾衰竭患者最早出现的症状是（　　　）

　　A. 厌食、恶心、呕吐　　　　B. 嗜睡、定向力障碍　　　C. 咳嗽、胸痛

　　D. 皮肤黏膜出血　　　　　　E. 血压升高

13. 慢性肾衰竭尿毒症期不出现的表现是（　　　）

　　A. 高钾血症　　　　　　　　B. 高钠血症　　　　　　　C. 高钙血症

　　D. 高磷血症　　　　　　　　E. 水潴留

14. 慢性肾衰竭患者的饮食原则,不妥的一项是（　　　）

　　A. 高热量　　　　　　　　　B. 优质低蛋白　　　　　　C. 高钙

　　D. 高磷　　　　　　　　　　E. 高维生素

15. 慢性肾衰竭患者最常见的继发感染是（　　　）

　　A. 口腔炎　　　　　　　　　B. 皮肤感染　　　　　　　C. 原发性腹膜炎

D. 肺部和泌尿道感染　　　　　　E. 胃肠炎

16. 慢性肾衰竭最常见的死亡原因是(　　)

A. 严重感染　　　　　　B. 消化道大出血　　　　　　C. 心血管并发症

D. 代谢性碱中毒　　　　　　E. 代谢性酸中毒

参考答案

1. C　　2. E　　3. A　　4. E　　5. A　　6. D　　7. C　　8. D

9. D　　10. D　　11. A　　12. A　　13. C　　14. D　　15. D　　16. C

第五章

血液系统疾病患者的护理

第一节 贫 血

学习目标

1. 了解铁、叶酸和维生素 B_{12} 的代谢过程,再生障碍性贫血的发病机制。

2. 掌握缺铁性贫血、巨幼红细胞性贫血、再生障碍性贫血的病因、临床表现、饮食护理及缺铁性贫血的用药护理。

3. 熟悉这三种贫血的治疗原则。

典型案例一 （缺铁性贫血）

张某,女,32 岁。消化性溃疡病史 5 年。近半年感头晕、心悸、乏力,面色苍白,大便时有发黑,遂入院就诊。查体: T 36.2 ℃,P 96 次/分,R 24 次/分,BP 100/70 mmHg,神清语利,皮肤黏膜苍白,无黄染及出血点,头发稀疏无光泽,浅表淋巴结无肿大。心尖区闻及收缩期杂音,肝脾肋下未触及,指端苍白,指甲脆裂呈匙状。实验室检查:血红蛋白 60 g/L,红细胞 3.0×10^{12}/L,白细胞 9.5×10^9/L,血小板 130×10^9/L,红细胞呈小细胞低色素型。骨髓检查:红细胞系增生活跃,粒细胞系、巨核细胞无变化,铁染色未见铁粒幼红细胞。血清铁 6.4 μmol/L,血清总铁结合力 85.8 μmol/L。

病因/发病机制

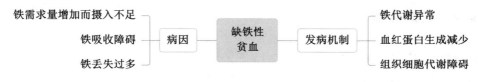

图 5-1-1 缺铁性贫血

典型案例二 （巨幼红细胞性贫血）

孙某,17岁,学生,平素偏食、挑食严重。近3个月感头晕、心悸、乏力,面色苍白,食欲缺乏,烦躁易怒。入院查体:T 36.0℃,P 90次/分,R 22次/分,BP 95/60 mmHg,神清语利,舌面呈"牛肉样舌",伴舌痛,皮肤黏膜苍白,无黄染及出血点,浅表淋巴结无肿大,肝脾肋下未触及。实验室检查:血红蛋白 75 g/L,红细胞 3.0×10^{12}/L,白细胞 7.5×10^9/L,血小板 100×10^9/L。血涂片红细胞大小不等、以大椭圆形为主,中性粒细胞呈多分叶现象。骨髓检查:以红细胞系增生显著,可见各阶段巨幼红细胞,呈"核幼质老",粒细胞系、巨核细胞系也可见巨幼变。骨髓铁染色增多。

病因/发病机制

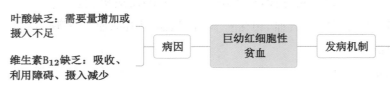

图 5 - 1 - 2 巨幼红细胞性贫血

典型案例三 （再生障碍性贫血）

患者,女,24岁,油漆厂工人。近2个月来常感头晕、心悸、乏力,有牙龈出血、皮肤自发性青紫色斑块。入院查体:T 36.2℃,P 88次/分,R 22次/分,BP 100/65 mmHg,神清语利,贫血貌,四肢多个散在大小不等瘀斑,压之不褪色,无痛。浅表淋巴结未触及,肝脾未触及。血常规:血红蛋白 70 g/L,红细胞 3.2×10^{12}/L,白细胞 3.5×10^9/L,血小板 35×10^9/L,网织红细胞 0.1%。骨髓检查:红细胞系、粒细胞系增生减低,全片见巨核细胞2个。

病因/发病机制

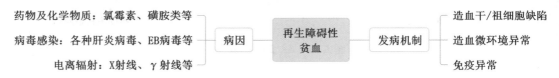

图 5 - 1 - 3 再生障碍性贫血

📖 **护理诊断**

1. 营养失调：低于机体需要量 与铁、叶酸和(或)维生素 B_{12} 的摄入不足、吸收不良、需要量增加或丢失过多有关。

2. 活动无耐力 与贫血引起全身组织缺氧有关。

3. 有感染的危险 与粒细胞减少有关。

4. 组织完整性受损 与血小板减少致皮肤黏膜出血有关。

5. 潜在并发症：贫血性心脏病、颅内出血。

🔗 **护理要点**

1. 休息与活动：重度再生障碍性贫血患者还应结合血小板计数,增加休息时间,减少内脏出血。

2. 饮食：

(1) 缺铁性贫血患者,摄入含铁丰富且易吸收的食物,如动物肉类、肝脏、血、蛋黄、黑木耳等;为促进铁吸收,可增加富含维生素 C 的食物,如白菜、芹菜、花菜、柚子、橘子、橙子、柿子、猕猴桃等。避免含铁食物与牛奶、浓茶、咖啡同服;避免服用四环素类药物。

(2) 叶酸缺乏者：多吃绿叶蔬菜、水果、谷类和动物肉类;维生素 B_{12} 缺乏者,多吃动物肉类、肝、禽蛋及海产品;婴幼儿和孕妇需及时添加叶酸;建议烹饪时不要久煮蔬菜,以免叶酸损失过多。

(3) 胃肠道症状明显者：建议少食多餐,以软食、半流质饮食为主;有口腔炎或舌炎者,重视口腔卫生,适当饮水以保持口腔黏膜湿润及清洁,避免酸、辣等刺激性食物。

3. 病情观察：监测生命体征、贫血程度的变化、皮肤黏膜情况,以及颅内出血的先兆表现。评估药物疗效。

🍎 **例 题**

1. 我国最常见的贫血为(　　)

   A. 再生障碍性贫血　　　　　　B. 溶血性贫血　　　　　　　C. 缺铁性贫血

   D. 营养性巨幼细胞贫血　　　　E. 恶性贫血

2. 铁的吸收主要在(　　)

   A. 胃　　　　　　　　　　　　B. 十二指肠球部

   C. 十二指肠及空肠上段　　　　D. 空肠下段

   E. 回盲部

3. 治愈缺铁性贫血的关键措施是(　　　)

    A. 祛除病因　　　　　　　　B. 给含铁丰富的食物　　　　C. 口服铁剂

    D. 使用激素　　　　　　　　E. 输血

4. 缺铁性贫血最常见的病因是(　　　)

    A. 铁吸收不良　　　　　　　B. 铁补充不足　　　　　　　C. 需铁量增加

    D. 慢性失血　　　　　　　　E. 慢性溶血

5. 有利于口服铁剂吸收的维生素是(　　　)

    A. 维生素 B_1　　　　　　　B. 维生素 B_{12}　　　　　　C. 维生素 C

    D. 维生素 A　　　　　　　　E. 维生素 K

6. 急性再生障碍性贫血患者早期最突出的表现是(　　　)

    A. 出血和感染　　　　　　　B. 进行性贫血　　　　　　　C. 进行性消瘦

    D. 肝、脾、淋巴结增大　　　E. 黄疸

7. 缺铁性贫血铁剂治疗后最先提示有效的指标是(　　　)

    A. 头晕　　　　　　　　　　B. 血清铁上升

    C. 总铁结合力恢复正常　　　D. 血红蛋白升高

    E. 网织红细胞增多

8. 下述药物中,哪一种引起的再生障碍性贫血最多见(　　　)

    A. 异烟肼　　　　　　　　　B. 硫脲类　　　　　　　　　C. 他巴唑

    D. 氯霉素　　　　　　　　　E. 链霉素

9. 治疗缺铁性贫血的主要目的是(　　　)

    A. 血红蛋白恢复正常　　　　B. 血清铁水平恢复正常　　　C. 补充贮存铁

    D. 红细胞水平恢复正常　　　E. 血清铁和总铁结合力恢复正常

10. 再生障碍性贫血患者的贫血属于(　　　)

    A. 小细胞低色素性贫血　　　B. 小细胞正色素性贫血

    C. 正细胞正色素性贫血　　　D. 大细胞性贫血

    E 以上都不是

11. 重度缺铁性贫血的红细胞形态特点是(　　　)

    A. 小细胞正色素性贫血　　　B. 小细胞低色素性贫血　　　C. 正细胞性贫血

    D. 大细胞性贫血　　　　　　E. 以上都不是

12. 关于巨幼红细胞性贫血,下列说法正确的是(　　　)　[多选题]

    A. 叶酸缺乏最常见　　　　　B. 恶性贫血常见

    C. 为大细胞性贫血　　　　　D. 与食物烹调方法不当和偏食有关

    E. 恶性贫血与内因子缺乏有关

参考答案

1. C　　2. C　　3. A　　4. D　　5. C　　6. A　　7. E　　8. D
9. C　　10. C　　11. B　　12. ACDE

第二节　出血性疾病

学习目标

1. 了解出血性疾病的分类。

2. 掌握特发性血小板减少性紫癜、过敏性紫癜、血友病的病因、发病机制、临床表现、防治措施和护理措施。

3. 熟悉各种出血性疾病出血的特点及实验室检查。

典型案例一　（特发性血小板见少性紫癜）

周某,男,35岁。因"皮肤紫癜2天,鼻出血、肉眼血尿1天"来院就诊。两周前曾患"上感"。检查发现:T 36.5 ℃,P 80次/分,R 20次/分,BP 135/80 mmHg,皮肤散在大小不等出血点,以下肢明显,鼻腔黏膜有血痂。无皮肤黏膜苍白和黄染,肝、脾、淋巴结不大。实验室检查:红细胞 3.7×10^{12}/L,血红蛋白 108 g/L,白细胞 9×10^9/L,血小板 20×10^9/L,血小板平均体积偏大,出血时间延长。骨髓象检查:巨核细胞数量增加,有血小板形成的巨核细胞显著减少($<30\%$)。尿隐血($+++$)。

典型案例二　（过敏性紫癜）

患者,女性,15岁。因"反复皮肤紫癜伴月经量明显增多6个月,加重1周"收住入院。身体评估:T 36.5 ℃,P 100次/分,R 24次/分,BP 135/80 mmHg,神志清,贫血貌,全身皮肤可见散在、大小不一的紫癜、瘀斑,以四肢最为显著。全身浅表淋巴结未触及,胸骨无压痛,肝脾肋下未及。血常规:红细胞 3.7×10^{12}/L,血红蛋白 115 g/L,白细胞 12×10^9/L,血小板 110×10^9/L。

典型案例三　（血友病）

患儿,男,9岁。因轻微磕碰后,膝关节周围软组织血肿1小时入院。查体:T 36 ℃,P 100次/分,R 24次/分,BP 100/70 mmHg,神清语利,心肺查体无异常。皮肤黏膜无黄染,浅表淋巴结无肿大。膝关节周围软组织血肿明显,张力大,伴局部疼痛、麻木。血常规检查结果均正常。出血时间正常,凝血酶原时间正常。凝血因子Ⅷ活性检测,蛋白C活性为28%。

病因/发病机制

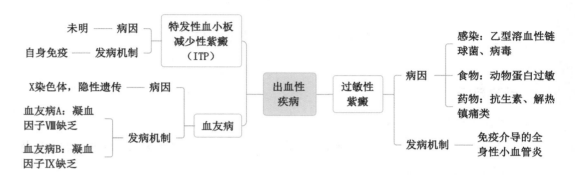

图 5-2　出血性疾病

护理诊断

1. 组织完整性受损　与皮肤、黏膜出血有关。
2. 恐惧　与反复出血和担心预后有关。
3. 潜在并发症:颅内出血。

护理要点

1. 休息与活动:特发性血小板减少性紫癜患者血小板计数>(40~50)×10⁹/L,出血不重者,可适当活动;血小板≤50×10⁹/L 时,应减少活动;血小板≤20×10⁹/L者,应绝对卧床休息。对发病期各种类型的过敏性紫癜患者,均应卧床休息,避免过早、过多活动。血友病患者,平日活动,避免受伤及避免持重关节(如髋、膝、踝、肘、腕关节)出血或深部组织血肿。

2. 饮食护理:若有消化道出血,避免过热饮食,必要时禁食。过敏性紫癜患者避免摄取易过敏性食物。

3. 病情观察:观察出血发生、发展或消退情况,观察神志改变、监测生命体征及血小板计数变化等,一旦血小板计数≤20×10⁹/L,有颅内出血的危险。

4. 颅内出血的预防及护理:保证充分的睡眠,避免突然用力。如发生头痛、视物模糊等,提示颅内出血发生,及时联系医生,配合抢救:① 去枕平卧,头偏向一侧,保持呼吸道通畅,体温 39 ℃以上时,给予头部冷敷。② 吸氧,氧流量 2~4 L/min。③ 建立两条静脉通道,给予 20% 甘露醇、50% 葡萄糖、呋塞米等降低颅内压,遵医嘱进行成分输血。④ 观察并记录患者的生命体征、意识状态、瞳孔、尿量等。⑤ 对躁动不安者,做好安全防护,防止摔伤、撞伤和舌咬伤。

5. 用药护理:① 糖皮质激素,长期使用会引起身体外形变化、胃肠道反应或出血、诱发感染、骨质疏松、高血压等。嘱患者餐后服药,必要时加用胃黏膜保护剂或抑酸剂。注意观察粪便颜色,预防感染,监测骨密度、血压等。② 免疫抑制剂,如长春新碱可引起骨髓造血功能抑制、末梢神经炎,应定期检查血常规及骨髓象细胞学检查。③ 环磷酰胺,可引起出血性膀胱炎,应嘱患者多饮水,观察尿量及颜色。④ 免疫抑制剂和大剂量免疫球蛋白,易出现恶心、头痛、寒战及发热,应减慢输液速度,保护局部血管,预防和及时处理静脉炎。⑤ 血友病输全血者,做好查对,避免输入异型血。⑥ 凝血因子,取回后应立即输注。⑦ 使用冷冻血浆或冷沉淀者,输入前应将血制品置37 ℃温水的水箱中解冻、融化,输血过程中密切观察输血反应。⑧ 静脉输注去氨加压素,其速度过快可出现心率加快、血压升高、颜面潮红、尿量减少、头痛等不良反应,应密切观察,遵医嘱处理。

例 题

1. 特发性血小板减少性紫癜的发病因素与下列哪种因素有关( )
   A. 脾功能亢进   B. 自身免疫反应
   C. 化学及物理因素   D. 病毒感染
   E. 血小板功能异常

2. 下列哪种疾病发生的紫癜,血小板数量正常( )
   A. 特发性血小板减少性紫癜   B. 系统性红斑狼疮
   C. 过敏性紫癜   D. 急性白血病
   E. 感染性紫癜

3. 特发性血小板减少性紫癜首选的治疗药物是( )
   A. 甲状腺素   B. 雌激素   C. 糖皮质激素
   D. 胰岛素   E. 醛固酮

4. 急性特发性血小板减少性紫癜有何发病特征( )
   A. 易转为慢性   B. 易反复发作   C. 有自限性
   D. 急慢交替   E. 急性发病易死亡

5. 有出血倾向的患者应多休息,避免过度活动,原因是( )
   A. 防止外伤出血   B. 减少氧需量
   C. 减慢血液循环   D. 缓解呼吸困难
   E. 减轻肾负担

6. 急性特发性血小板减少性紫癜的特点是（　　）

　　A. 皮肤瘀斑瘀点　　　　　　B. 黏膜瘀斑瘀点　　　　　　C. 颅内出血少见

　　D. 鼻、牙龈出血　　　　　　E. 消化道、泌尿道出血

参考答案

　　1. B　　　2. C　　　3. C　　　4. C　　　5. A　　　6. C

第三节　白　血　病

学习目标

1. 了解急、慢性白血病的发病机制及预后。

2. 掌握各型白血病患者的临床表现、护理诊断和护理措施。

3. 熟悉中枢神经系统白血病的概念、白血病的分类及急、慢性白血病骨髓象。

典型案例一（急性淋巴细胞白血病）

患者，男，18 岁，牙龈出血 2 周，两周前淋雨后伴全身痛，以双膝、踝关节显著。查体：T 37.1 ℃，P 80 次/分，R 18 次/分，BP 100/70 mmHg，双颈淋巴结肿大，可活动，无压痛。胸骨压痛（＋），双踝关节略肿胀，有压痛，活动受限。肝肋下 1.5 cm，脾肋下 2 cm。实验室检查：血红蛋白 100 g/L，红细胞 3.0×10^{12}/L，白细胞 20.0×10^9/L，血小板 80×10^9/L，可见大量幼稚淋巴细胞，骨髓检查结果：原始淋巴细胞占 32%。

典型案例二（慢性粒细胞性白血病）

患者，女，42 岁。因腹部胀痛、乏力、消瘦近 1 年入院。查体：T 36.5 ℃，P 80 次/分，R 20 次/分，BP 110/65 mmHg，轻度贫血貌，胸骨压痛明显，心肺听诊无异常，腹软，肝肋下 2 cm，脾肋下 6 cm。血常规：血红蛋白 95 g/L，红细胞 3.2×10^{12}/L；白细胞 40×10^9/L，分类见大量中、晚幼粒细胞及嗜碱性粒细胞，血小板 400×10^9/L。

典型案例三（慢性淋巴细胞性白血病）

患者，男，35 岁。因周期性发热 2 个月入院。查体：T 37.2 ℃，P 92 次/分，R 23 次/分，BP 105/70 mmHg，神志清，精神差，心肺听诊无异常。颈部、腋下、腹股沟淋巴结明显肿大，无触痛，肝肋下 2 cm，脾肋下 3 cm。血常规：血红蛋白 110 g/L，白细胞

$9.0 \times 10^9/L$,血小板 $115 \times 10^9/L$。

病因/发病机制

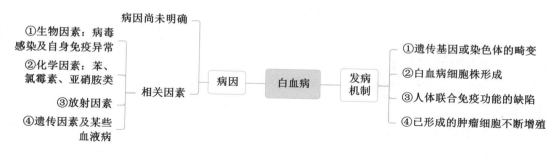

图 5-3　白血病

护理诊断

1. 皮肤完整性受损　与血小板过低致皮肤、黏膜出血有关。
2. 活动无耐力　与贫血及应用化疗药物不良反应有关。
3. 恐惧　与白血病治疗效果差、担心预后有关。
4. 有感染的危险　与正常粒细胞减少、免疫力低下有关。

护理要点

1. 休息与活动：轻症患者适当休息，病情较重者，应绝对卧床休息。
2. 环境：保持病室安静，减少探视；操作应相对集中，动作轻巧，减少对患者的打扰；粒细胞缺乏者(成熟粒细胞绝对值≤$0.5 \times 10^9/L$)，采取保护性隔离，或住无菌层流室。严格执行消毒隔离制度和无菌技术操作。若患者出现感染征象，遵医嘱应用抗生素。
3. 饮食护理：给予高热量、高蛋白质、富含维生素、适量纤维素、清淡易消化饮食，以半流质饮食为主，少量多餐。必要时，遵医嘱给予止吐药物。鼓励患者多饮水，化疗期间饮水量 3 000 mL/d 以上，预防尿酸性肾病。
4. 病情观察：密切观察生命体征，皮肤、黏膜有无出血，有无咽喉感染、肺部感染、贫血加重及颅内出血征兆；询问患者有无恶心、呕吐，疲乏无力感有无改善；监测尿量、血常规、血尿酸和骨髓象变化。
5. 对症护理：为缓解脾胀痛，多卧床休息。慢粒患者脾肿大显著，嘱患者取左侧卧位；少量多餐，以减轻腹胀；避免弯腰和碰撞腹部，防止脾破裂。
6. 出血及贫血的护理：详见出血性疾病。
7. 用药护理：① 使用化疗药物，应预防静脉炎及组织坏死。一旦药物外渗，立即停止药物输入,边回抽边退针,局部用生理盐水加地塞米松皮下注射,或遵医嘱给予普鲁卡因局部封闭治疗,也可冷敷,休息数天。其局部血管禁止静脉注射,避免患侧卧位,勿压患处。② 在化疗过程中,定期查血常规,必要时进行骨髓象检查,观察疗效及骨髓受抑制情况。③ 化疗药物可引起恶心、呕吐等消化道症状。建议患者避免化疗前后 2 小时内进食。必要时,遵医嘱在治疗前 1 小时给予止吐药物。④ 化疗前向患者说明化疗可能导致的脱发现象,指导患者戴假发或帽子。⑤ 防护口腔溃疡,可用漱口液含漱,每次含漱 15～20 分钟,每天至少 3 次。三餐后及睡前用漱口液含漱后,将药涂于溃疡处,涂药后 2～3 小时后方可进食饮水。四氢叶酸钙对大剂量甲氨蝶呤化疗引起的口腔溃疡效果显著。⑥ 防护尿酸性肾病,可口服别嘌醇以抑制尿酸形成,或静脉输入 5% 碳酸氢钠以碱化尿液。⑦ 长春新碱能引起末梢神经炎、手足麻木感,停药后可逐渐消失;柔红霉素、多柔比星、高三尖杉酯碱类药物可引起心肌及心脏传导损害,要缓慢静脉滴注,用药前后监测心率、心律及血压,复查心电图;环磷酰胺可引起脱发及出血性膀胱炎,有血尿者必须停药。

例 题

1. 白血病所特有的病理改变是(　　)

    A. 渗出　　　　　　　　B. 坏死　　　　　　　　C. 水肿

    D. 白细胞增生和浸润　　E. 出血

2. 急性白血病的首发临床表现是(　　)

    A. 贫血　　　　　　　　B. 发热　　　　　　　　C. 出血

    D. 胸骨疼痛　　　　　　E. 关节疼痛

3. 急性白血病与慢性白血病最主要的区别是(　　)

    A. 病程长短　　　　　　B. 贫血程度　　　　　　C. 出血程度

    D. 白细胞数目的多少　　E. 上述都不是

4. 中枢神经系统白血病的首选药物是(　　)

    A. 环磷酰胺　　　　　　B. 甲氨蝶呤　　　　　　C. 柔红霉素

    D. 阿糖胞苷　　　　　　E. 多柔比星

5. 治疗急性白血病时要保护静脉的原因是(　　)

    A. 避免出血　　　　　　B. 贫血血管不饱满

    C. 以备长期有效静注药　D. 避免感染致败血症

    E. 避免静脉炎

6. 白血病静脉注药时为何先输生理盐水(　　)

    A. 避免药物渗入组织　　B. 避免药物刺激血管　　C. 药效好

    D. 避免发生头痛   E. 避免胃刺激

7. 慢性粒细胞性白血病最突出的体征是( )

    A. 巨脾   B. 肝脏肿大   C. 浅表淋巴结肿大

    D. 胸骨压痛   E. 皮肤瘀斑

8. 嘱急性白血病患者卧床休息是为了( )

    A. 增加食欲   B. 减少出血   C. 减少感染

    D. 减少体力消耗   E. 减少贫血

9. 慢性淋巴细胞白血病最突出的体征是( )

    A. 脾大   B. 肝大   C. 浅表淋巴结肿大

    D. 胸骨压痛   E. 皮肤黏膜出血

参考答案

    1. D   2. A   3. E   4. B   5. C   6. A   7. A   8. B   9. C

第六章
内分泌代谢性疾病患者的护理

第一节　痛　风

学习目标

1. 了解痛风的发病机制。
2. 掌握痛风的治疗要点、护理诊断、护理措施和健康指导。
3. 熟悉痛风急性关节炎期的表现特点和辅助检查。

典型案例

夏某,男,40岁,常与朋友聚餐饮酒。因左足第一跖趾关节疼痛2年,加重1天来院就诊。患者无明显诱因于2年前出现左足第一跖趾关节疼痛,以夜间痛为甚。患者经常出差、频频饮酒,每于饮酒或劳累、受寒之后疼痛加剧,症状时轻时重,今为系统治疗来院就诊。查体:T 37.2 ℃,痛苦貌,左足第一跖趾关节红肿、压痛,皮温较高,局部皮肤有脱屑和瘙痒现象,双侧耳郭触及大小不一数个结节。白细胞 $9.8×10^9$/L,血尿酸 710 μmol/L。诊断为"痛风"。

病因/发病机制

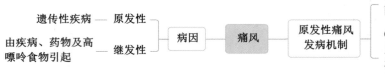

图 6-1　痛风

护理诊断

1. 疼痛:关节痛　与尿酸盐结晶沉积在关节引起炎症反应有关。

2.躯体活动障碍 与关节受累、关节畸形有关。

3.知识缺乏：缺乏与高尿酸血症和痛风有关的饮食知识。

护理要点

1.休息与活动：急性关节炎期，还伴有发热，应卧床休息，抬高患肢，避免受累关节负重，待关节肿痛缓解72小时后，可下床活动。

2.局部护理：手、腕或肘关节受累时，可用夹板固定制动，也可给冰敷或25%硫酸镁湿敷。痛风石严重时，做好皮肤护理，预防感染。

3.饮食：饮食原则为控制总热量的摄入，避免进食高嘌呤食物，忌辛辣，严禁饮酒，多进食碱性食物，减少尿酸盐结晶的沉积。

4.用药护理：指导患者正确用药，及时处理不良反应。① 苯溴马隆等可有皮疹、发热、胃肠道反应等不良反应。使用期间，嘱患者多饮水、口服碳酸氢钠等碱性药。② 使用别嘌醇者除有皮疹、发热、胃肠道反应外，还有肝损害、骨髓抑制等不良反应；肾功能不全者，宜减半量应用。③ 秋水仙碱一般口服，但常有胃肠道反应，反应明显者应立即停药。④ 应用非甾体抗炎药时，注意观察有无活动性消化性溃疡或消化道出血发生。⑤ 使用糖皮质激素时，应观察其疗效，密切注意有无症状的"反跳"现象。

例 题

1.痛风石好发的典型部位是（   ）

   A. 手指   B. 尺骨鹰嘴   C. 髌骨

   D. 耳郭   E. 跟腱

2.急性痛风性关节炎所致的关节肿痛缓解一段时间后，方可下床活动，该时间段是
（   ）

   A. 24 小时   B. 48 小时   C. 72 小时

   D. 36 小时   E. 12 小时

3.朱某，男，38 岁。1 年前体检发现血尿酸升高，当时无症状，未予重视。1 天前参加同学聚餐，吃较多海鲜及肉食，并饮啤酒约 500 mL，晨起感觉右跖指关节疼痛，局部肿胀、发热。该患者最可能的诊断（   ）

   A. 痛风   B. 类风湿关节炎   C. 糖尿病足

   D. 风湿性关节炎   E. 细菌感染

4.李某，男，40 岁。因反复关节疼痛 4 年，加重 3 天收治入院。查体：急性痛苦面容，双足多处趾关节红肿、皮温升高、活动障碍。诊断为痛风。对该患者的护理措施中，正确的是（   ）

A. 待关节疼痛缓解后立即进行关节活动指导，防止关节失用

B. 给予双足热敷，以缓解疼痛

C. 限制饮水，避免加重关节肿胀

D. 观察患者体温变化

E. 指导多进食酸性食物

5. 祝某，男，33 岁。1 天前饮啤酒约 600 mL，晨起感觉右脚脚趾剧痛，呈撕裂样。该患者饮食应避免（　　）

A. 海鲜　　　　　　　　B. 鸡蛋　　　　　　　　C. 土豆

D. 白菜　　　　　　　　E. 番茄

6. 刘某，男，40 岁。喜食啤酒、海鲜，今晨起感觉右膝关节剧痛，伴膝关节红肿、功能障碍。该患者目前最佳活动方式为（　　）

A. 散步　　　　　　　　B. 跑步　　　　　　　　C. 卧床休息

D. 瑜伽　　　　　　　　E. 游泳

7. 朱某，男，38 岁，痛风急性发作入院。经治疗，病情缓解后，患者需要定期监测的项目是（　　）

A. 血常规　　　　　　　B. 血尿酸　　　　　　　C. 血电解质

D. 肝功能　　　　　　　E. 肾功能

参考答案

1. D　　2. C　　3. A　　4. D　　5. A　　6. C　　7. B

第二节　甲状腺功能亢进症

学习目标

1. 了解甲状腺功能亢进症的病因及发病机制。

2. 掌握毒性弥漫性甲状腺肿（Graves 病）的临床表现、甲状腺危象的诱因和治疗、护理诊断和护理措施。

3. 熟悉甲状腺功能亢进症实验室检查。

典型案例

患者，女，37 岁。感疲乏无力、夜间失眠、怕热多汗、易饥多食 3 个月余。2 周前出

现低热、眼球突出,经医院门诊多项检查,诊断为"甲状腺功能亢进症"。予以硫脲类药物治疗,症状逐渐好转。昨日辅导孩子学习情绪不佳,今日出现恶心、呕吐、烦躁不安、心动过速、发热、大汗,立即来院就诊。查体:T 39.2 ℃,P 144 次/分,R 22 次/分,BP 145/95 mmHg,神志清楚,急性面容,皮肤潮湿多汗,颈软,甲状腺Ⅱ度肿大,双眼球突出。双肺听诊无异常,心律齐。腹软,无压痛及反跳痛,肝脾肋下未探及,肠鸣音亢进。

📋 病因/发病机制

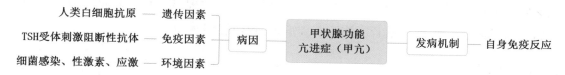

图 6-2 甲状腺功能亢进症

🔖 护理诊断

1. 营养失调:低于机体需要量 与代谢率增高导致代谢需求大于摄入有关。
2. 活动无耐力 与甲亢性心脏病、低钾麻痹有关。
3. 应对无效 与疾病导致的性格及情绪改变有关。
4. 潜在并发症:甲状腺危象。

🔗 护理要点

1. 休息与活动:维持充足睡眠,保持环境安静,通风良好。对大量出汗的患者,加强皮肤护理,及时更换衣服和床单。

2. 饮食护理:给予高热量、高蛋白、高维生素及矿物质丰富的饮食。鼓励多饮水。避免摄入刺激性食物,以免引起患者精神兴奋。避免进食含碘丰富的食物,如海产品。减少粗纤维食物摄入,以减少排便次数。

3. 用药护理:抗甲状腺药物的常见不良反应及处理措施有:① 粒细胞减少,多发生在用药后 2~3 个月内,须定期复查血常规。如患者出现发热、咽痛等症状,外周血白细胞低于 $3×10^9/L$ 或中性粒细胞低于 $1.5×10^9/L$,应停药,给予促白细胞生成药。② 药疹,较常见,如出现皮肤瘙痒、皮疹等立即停药。③ 若发生中毒性肝炎、肝坏死、精神病、狼疮样综合征、味觉丧失等,应立即停药。④ 哮喘患者禁用 β 受体拮抗药。

4. 眼部护理:预防眼睛受到刺激和伤害。外出戴深色眼镜,减少光线、灰尘和异物的侵害。以眼药水湿润眼睛,避免干燥;睡前涂抗生素眼膏,眼睑不能闭合者用无菌纱布或眼罩覆盖双眼。当眼睛有异物感、刺痛或流泪时,勿用手直接揉眼睛。休息时抬高头部,以减轻球后水肿。限制钠盐摄入,遵医嘱使用利尿药,以减轻组织充血水肿。定期至眼科行角膜检查以防角膜溃疡造成失明。

5. 甲状腺危象护理:紧急处理配合:① 立即吸氧,绝对卧床休息,取半卧位。② 建立静脉通路,遵医嘱使用丙基硫氧嘧啶(PTU)、复方碘溶液、β受体拮抗药、氢化可的松等药物。严格掌握碘剂的剂量,并观察中毒或过敏反应。准备好抢救药物,如镇静剂、血管活性药物、强心药等。③ 密切观察病情变化,测量生命体征,记录24小时出入量,观察意识变化。④ 对症护理:体温过高者给予冰敷或酒精擦浴降温。躁动不安者使用床挡保护患者安全。昏迷者加强皮肤、口腔护理,定时翻身,防止压力性损伤、肺炎的发生。腹泻严重者应注意肛周护理,预防肛周感染。

例 题

1. 下列属于甲亢患者高代谢综合征表现的是(　　)
   A. 神经兴奋性增高　　　　B. 甲状腺肿大　　　　C. 怕热、多汗
   D. 突眼　　　　　　　　　E. 心动过速

2. 甲状腺功能亢进症良性突眼的原因是(　　)
   A. 球后组织有细胞浸润　　B. 球后组织有水肿
   C. 眼外肌水肿变性　　　　D. 上眼睑肌的痉挛和回缩
   E. 球后脂肪组织变性

3. 甲状腺功能亢进症患者消化系统一般不出现的身体状况为(　　)
   A. 易饥多食　　　　　　　B. 肝脏肿大　　　　　C. 体重锐减
   D. 营养不良　　　　　　　E. 大便秘结

4. 关于甲状腺功能亢进症的护理评估,错误的项目为(　　)
   A. 食欲亢进　　　　　　　B. 心率增快　　　　　C. 多语多动
   D. 可出现躁狂抑郁症　　　E. 脉压缩小

5. 甲状腺功能亢进症患者,休息的环境要求(　　)
   A. 光线充足　　　　　　　B. 安静　　　　　　　C. 室温宜高
   D. 空调房间　　　　　　　E. 双人房间

6. 甲状腺功能亢进治疗方法中,最易引起甲状腺功能减退的是(　　)
   A. 丙基硫氧嘧啶　　　　　B. 甲巯咪唑　　　　　C. ^{131}I 治疗
   D. 卡比马唑　　　　　　　E. 手术治疗

7. 甲状腺功能亢进症引起的良性突眼不表现为(　　)
   A. 眼睑肌收缩,眼裂增宽　B. 瞬目反射减少

   C. 往上看前额皮肤不能皱起 　　　D. 视近物不清

   E. 辐辏不良

8. 甲状腺功能亢进症者服用他巴唑,下列哪项是停药的重要指征(　　　)

   A. 胃肠道反应 　　　　　　　　B. 肝肿大 　　　　　　　　C. 头昏、乏力

   D. 突眼加重 　　　　　　　　　E. 中性粒细胞$<1.5 \times 10^9$/L

9. 甲状腺功能亢进患者神经系统最突出的表现是(　　　)

   A. 易怒 　　　　　　　　　　　B. 淡漠 　　　　　　　　　C. 嗜睡

   D. 迟钝 　　　　　　　　　　　E. 头晕

10. 下列哪项不是甲亢的临床表现(　　　)

   A. 表情淡漠 　　　　　　　　　B. 下肢黏液水肿 　　　　　C. 低热

   D. 心律不齐 　　　　　　　　　E. 月经过多

参考答案

1. C　　2. D　　3. E　　4. E　　5. B　　6. C　　7. D　　8. E

9. A　　10. E

第三节　糖　尿　病

学习目标

1. 了解糖尿病的病因、发病机制及分类。

2. 掌握糖尿病典型表现、糖尿病急慢性并发症的表现和糖尿病的治疗原则、护理诊断、护理措施和健康教育内容。

3. 熟悉糖尿病的辅助检查和诊断要点。

典型案例

　　吴某,男,50岁。口渴、多饮、多尿2个月余,2天前因急性上呼吸道感染后出现恶心、呕吐,呼吸加快、有烂苹果味,来院就诊。1年前查体发现血糖高,诊断为"2型糖尿病",曾用二甲双胍片、格列齐特、阿卡波糖口服药物治疗,患者依从性差。查体:T 37.1 ℃,P 84 次/分,R 21 次/分,BP 150/95 mmHg,神志清,急病面容,动脉血气分析示:pH 7.3,HCO_3^- 14.8 mmol/L,血钾 3.0 mmol/L。随机血糖为 25.8 mmol/L,糖化血红蛋白为 10%。血酮体 1.2 mmol/L,尿酮体(＋＋＋)。

📑 病因/发病机制

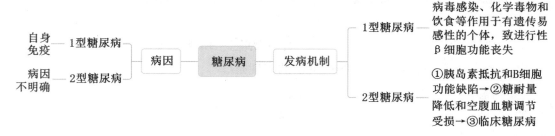

图 6-3　糖尿病

🔖 护理诊断

1. 营养失调：低于机体需要量　与胰岛素分泌和(或)作用缺陷有关。

2. 有感染的危险　与高血糖、营养不良、微循环障碍有关。

3. 潜在并发症：低血糖、糖尿病足、糖尿病酮症酸中毒、高渗高血糖综合征。

⚗️ 护理要点

1. 饮食护理：控制总热量、平衡膳食、定时定量、限盐限酒，控制体重。

2. 运动护理：运动前要评估患者病情，选择安全的运动方式，以有氧运动为主。合适的运动强度(心率=170-年龄)。运动禁忌：空腹血糖>16.7 mmol/L、反复低血糖、发生急慢性并发症。

3. 口服用药护理：磺酰脲类、非磺酰脲类药物，餐前服用，严密观察药物有无低血糖反应。双胍类药物餐中或餐后服药，可减轻胃肠道不良反应。噻唑烷二酮类药物，空腹或进餐时服用。密切观察有无水肿、体重增加、缺血性心脏病等，一旦出现应立即停药。α-葡萄糖苷酶抑制剂，应于第一口淀粉类食物同时嚼服。患者出现低血糖时，直接给予葡萄糖口服液口服或静脉注射，进食淀粉类食物无效。二肽基肽酶-4(DPP-4)抑制剂和钠-葡萄糖共转运蛋白-2(SGLT-2)抑制剂，服药时间不受进餐时间影响。

4. 使用胰岛素的护理：注意胰岛素的名称、剂型及用药时间。未开封的胰岛素放于冰箱2～8 ℃冷藏保存，正在使用的胰岛素在常温下，不超过25～30 ℃可使用28～30天。皮下注射胰岛素腹部吸收最快，轮换部位注射，防止皮下脂肪萎缩。监测血糖，预防低血糖发生。

5. 监控血脂、血压、体重，减少糖尿病大血管病变和微血管病变发生的危险。

6. 糖尿病酮症酸中毒的治疗及护理：补液、小剂量胰岛素治疗、纠正电解质和酸碱平衡失调、防治诱因和处理并发症。

例　题

1. 应用胰岛素的常见不良反应是（　　　）
   A. 过敏反应
   B. 注射部位皮下脂肪萎缩或增生
   C. 视物模糊
   D. 低血糖反应
   E. 皮下水肿

2. 患者，女，17 岁，患 1 型糖尿病 5 年，一直使用胰岛素治疗，近日增加运动量，患者出现了心悸、出汗、头晕、手抖饥饿感。患者出现了什么反应（　　　）
   A. 低血糖反应
   B. 运动过量
   C. 心源性晕厥
   D. 饮食不足
   E. 过度劳累

3. 糖尿病死亡的主要原因是（　　　）
   A. 肾病变
   B. 心血管并发症
   C. 酮症酸中毒
   D. 多发性神经炎
   E. 感染

4. 王某，男，40 岁，建筑工人，因 1 型糖尿病入院，出院后继续使用胰岛素治疗。工作中出现了心悸、出汗、头晕、手抖饥饿感。该反应的急救措施是（　　　）
   A. 减少胰岛素用量
   B. 就地休息
   C. 立即输入氯化钠
   D. 立即进食糖果或饮含糖饮料
   E. 加大饭量

5. 糖尿病的基本病理变化是（　　　）
   A. 生长激素分泌过多
   B. 甲状腺素分泌过多
   C. 胰高血糖素分泌过多
   D. 糖皮质激素分泌过多
   E. 胰岛素绝对或相对不足

6. 糖尿病酮症酸中毒的特征性表现为（　　　）
   A. 极度口渴
   B. 厌食恶心
   C. 心跳加速
   D. 眼球下陷
   E. 呼气有烂苹果味

7. 与糖尿病周围神经病变的表现不符的是（　　　）
   A. 四肢麻木
   B. 关节酸痛
   C. 感觉过敏
   D. 皮肤蚁走感
   E. 皮肤烧灼感

8. 某糖尿病患者，医嘱予以格列齐特 80 mg 口服，3 次/日。护士应指导患者服用该药的适宜时间为（　　　）
   A. 餐前半小时
   B. 餐前 1 小时
   C. 进餐时
   D. 餐后半小时
   E. 餐后 1 小时

9. 王某，诊断为 2 型糖尿病，医嘱给予阿卡波糖片 50 mg 口服，3 次/日，正确的服用时间是（　　　）

A. 餐前半小时 B. 餐前 1 小时

C. 与第一口主食嚼服 D. 餐后半小时

E. 餐后 1 小时

10. 磺脲类降糖药最常见的不良反应是(　　)

A. 过敏反应 B. 胃肠道反应 C. 粒细胞减少

D. 低血糖反应 E. 水肿

参考答案

1. D 　　2. A 　　3. B 　　4. D 　　5. E 　　6. E 　　7. B 　　8. A

9. C 　　10. D

第七章

风湿性疾病患者的护理

第一节　系统性红斑狼疮

学习目标

1. 了解系统性红斑狼疮的病因、发病机制、病理和实验室检查。
2. 掌握系统性红斑狼疮患者的临床表现、护理诊断和护理措施。
3. 熟悉系统性红斑狼疮的治疗要点。

典型案例

张某,女,30岁。全身小关节疼痛,面部水肿、红斑,伴乏力1个月,发热1天。查体:双侧颧部和鼻背部可见蝶形红斑,日晒后明显加重,表面光滑。实验室检查:血沉61 mm/h,尿蛋白(＋＋＋),抗核抗体(＋),抗Sm抗体(＋)。血红蛋白和白细胞计数均正常。以"系统性红斑狼疮"收入风湿疾病科。

病因/发病机制

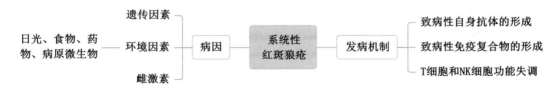

图7-1　系统性红斑狼疮

护理诊断

1. 皮肤完整性受损　与疾病所致的血管炎性反应等因素有关。
2. 体像紊乱　与疾病所致身体外观改变有关。
3. 潜在并发症:慢性肾衰竭。
4. 焦虑　与病情久治不愈、容貌改变有关。

护理要点

1. 休息与活动：急性活动期应卧床休息，以减少消耗，保护脏器功能。

2. 饮食护理：给予高蛋白、高维生素饮食，少食多餐，以软食为主，忌食烟熏及辛辣等刺激性食物，以促进组织愈合。

3. 皮肤护理：保持皮肤清洁干燥，每天用温水冲洗或擦洗，忌用碱性肥皂，避免接触刺激性物品。有皮疹、红斑或光敏感者，避免阳光直接照射皮肤，忌日光浴。皮疹或红斑处避免涂用各种化妆品或护肤品，可遵医嘱局部涂用药物性软（眼）膏；若局部溃疡合并感染者，遵医嘱使用抗生素治疗和局部清创换药处理。

4. 用药护理：遵医嘱用药，减少非甾体类抗炎药、糖皮质激素的不良反应。环磷酰胺常见不良反应脱发、骨髓抑制等，最常见的是出血性膀胱炎。羟氯喹可引起视网膜病变，应定期检查眼底。

例 题

1. 系统性红斑狼疮最常发生的脏器或组织损害是（　　　）

    A. 肾　　　　　　　　　　B. 肌肉、关节　　　　　　C. 皮肤

    D. 心血管　　　　　　　　E. 肺和胸膜

2. 系统性红斑狼疮的皮肤损害的部位最常见于（　　　）

    A. 腹部　　　　　　　　　B. 暴露部位　　　　　　　C. 颈部

    D. 前胸上部　　　　　　　E. 下肢

3. 系统性红斑狼疮的发病与下列哪项无关（　　　）

    A. 遗传因素　　　　　　　B. 病毒感染　　　　　　　C. 紫外线

    D. 雌激素　　　　　　　　E. 败血症

4. 系统性红斑狼疮脏器损害最常见于（　　　）

    A. 心　　　　　　　　　　B. 肺　　　　　　　　　　C. 肝

    D. 脾　　　　　　　　　　E. 肾

5. 系统性红斑狼疮发病年龄多见于（　　　）

    A. 婴儿　　　　　　　　　B. 儿童　　　　　　　　　C. 育龄妇女

    D. 中老年男性　　　　　　E. 老年人

6. 系统性红斑狼疮皮肤损害最常见的是（　　　）

    A. 环形红斑　　　　　　　B. 瘀点、瘀斑　　　　　　C. 蝶形红斑

    D. 荨麻疹　　　　　　　　E. 玫瑰疹

7. 治疗系统性红斑狼疮的首选药物是（　　　）

A. 青霉胺　　　　　　　　　B. 泼尼松　　　　　　　　C. 异丁苯丙酸

D. 硫唑嘌呤　　　　　　　　E. 环磷酰胺

8. 治疗盘状狼疮除激素外的一线用药是（　　　）

A. 青霉胺　　　　　　　　　B. 阿司匹林　　　　　　　C. 长春新碱

D. 氯喹　　　　　　　　　　E. 环磷酰胺

9. 有关系统性红斑狼疮的临床表现错误的是（　　　）

A. 肾脏损害最常见　　　　　B. 可发生狼疮性肺炎　　　C. 可发生黄疸

D. 可有心肌炎　　　　　　　E. 晚期可有多关节畸形

10. 狼疮性肾炎最终可致（　　　）

A. 尿路感染　　　　　　　　B. 肾盂肾炎　　　　　　　C. 慢性肾炎

D. 肾病综合征　　　　　　　E. 慢性肾衰

11. 系统性红斑狼疮是一种（　　　）

A. 感染性疾病　　　　　　　B. 自身免疫性疾病　　　　C. 传染性疾病

D. 遗传性疾病　　　　　　　E. 以上都不是

12. 一般认为系统性红斑狼疮的发病与下列哪一内分泌因素有关（　　　）

A. 肾上腺素　　　　　　　　B. 雌激素　　　　　　　　C. 胰岛素

D. 甲状腺素　　　　　　　　E. 催乳素

参考答案

1. A　　　2. B　　　3. E　　　4. E　　　5. C　　　6. C　　　7. B　　　8. D

9. E　　　10. E　　　11. A　　　12. B

第二节　类风湿性关节炎

学习目标

1. 了解类风湿性关节炎的病因、发病机制、实验室及其他检查。

2. 掌握类风湿性关节炎患者的临床表现、护理诊断和护理措施。

3. 熟悉类风湿性关节炎的治疗要点和健康指导。

典型案例

沈某，女，45 岁。因双手指关节无明显诱因反复肿痛、屈伸不利 1 年入院。自述尤以晨起或午后明显,活动后可缓解。查体:双手近端指间关节呈梭形,伴肿胀,活动受限;局部皮肤红肿明显,皮温略高,有压痛。实验室检查:红细胞沉降率 70 mm/h,白细胞总数 4.10×10^9/L,红细胞计数 3.6×10^{12}/L,血红蛋白 110 g/L。类风湿因子(+),尿蛋白(-)。

病因/发病机制

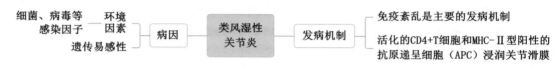

图 7-2 类风湿性关节炎

护理诊断

1. 慢性疼痛 与关节炎症反应有关。

2. 有失用综合征的危险 与关节炎反复发作、疼痛和关节骨质破坏、畸形有关。

3. 悲伤 与疾病久治不愈、关节可能致残而影响生活质量有关。

护理要点

1. 休息与活动:急性活动期,应卧床休息,保护关节功能,但不宜绝对卧床。限制受累关节活动,保持关节功能位。做好病情观察。

2. 晨僵护理:鼓励患者晨起后行温水浴,或用温水浸泡僵硬的关节,而后活动关节。夜间睡眠戴弹力手套保暖,可减轻晨僵程度。

3. 用药护理:同系统性红斑狼疮。

例 题

1. 类风湿性关节炎最常累及的关节是(   )

    A. 肘关节   B. 膝关节   C. 四肢小关节

    D. 脊柱小关节   E. 肩关节

2. 类风湿性关节炎患者活动期关节的护理,下列选项正确的是(   )

    A. 进行关节锻炼   B. 防止脊柱挺直

    C. 注意保暖,必要时加盖厚被   D. 四肢关节应保持拉伸直位

    E. 卧床休息,注意体位姿势

3. 下列关节症状中,提示类风湿关节炎处于病情活动期的是(   )

    A. 小关节受累   B. 大关节受累   C. 关节僵硬畸形

　　　　D. 晨僵　　　　　　　　　　　E. 关节肿大

4. 林某,女,未婚。确诊为类风湿性关节炎。近 10 天来手、足及膝关节肿胀疼痛加剧,活动后疼痛减轻,伴有食欲不振、乏力等不适症状,其合适的护理是(　　)

　　A. 维持膝关节屈曲位　　　　　B. 取平卧位,保持肩关节外旋

　　C. 足底放护足板　　　　　　　D. 绝对卧床休息

　　E. 肿胀关节冷敷以缓解肿胀感

5. 王某,女,42 岁。因发热、关节疼痛,拟诊为类风湿关节炎收治入院。下列护理措施正确的是(　　)

　　A. 进行关节锻炼　　　　　　　B. 固定受累关节

　　C. 侧卧位,髋关节屈曲　　　　D. 膝关节保持屈曲

　　E. 卧床休息

6. 许某,女,65 岁。主诉肘、腕、手指近端指间关节肿痛 3 年,加重 2 个月,以类风湿关节炎收入院。经休息、药物治疗后,现在病情缓解。最主要的护理是措施是(　　)

　　A. 嘱患者卧床休息,避免疲劳

　　B. 指导患者进行循序渐进的功能锻炼

　　C. 向患者做饮食指导,增进营养

　　D. 向患者介绍如何观察药物疗效

　　E. 介绍预防药物不良反应的方法

7. 类风湿因子是一种(　　)

　　A. 感染性抗原　　　　　　B. 细胞免疫因子　　　　　　C. 抗原抗体复合物

　　D. 自身抗体　　　　　　　E. C 反应蛋白

参考答案

　　1. C　　2. E　　3. D　　4. C　　5. E　　6. B　　7. D

第八章

神经系统疾病患者的护理

第一节 吉兰-巴雷综合征

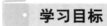 **学习目标**

1. 了解吉兰-巴雷综合征发病机制和病理生理。

2. 掌握吉兰-巴雷综合征的临床表现、实验室检查、护理诊断和护理措施。

3. 熟悉吉兰-巴雷综合征的病因和治疗要点。

典型案例

王某,男,28 岁。因四肢末端对称性麻木、无力 3 天入院,2 周前有咽痛、咳嗽、发热。入院第 3 天出现下运动神经元完全性瘫痪。查体:生命体征平稳,脑神经正常,双下肢肌力 0 级,双上肢肌力 2 级,四肢腱反射减弱,病理反射阴性。腰穿脑脊液检查:细胞计数正常,蛋白质明显增高(蛋白-细胞分离现象)。医嘱给予血浆置换、免疫球蛋白静脉注射、甲泼尼龙静脉滴注。

病因/发病机制

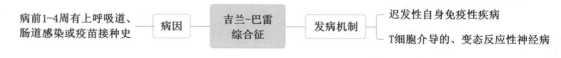

图 8 - 1 吉兰-巴雷综合征

护理诊断

1. 低效性呼吸形态 与呼吸肌麻痹有关。

2. 躯体活动障碍 与四肢肌肉进行性瘫痪有关。

3. 恐惧 与呼吸困难、濒死感或害怕气管切开等有关。

护理要点

1. 休息与活动：提供安静、舒适、光线柔和的环境。协助卧床患者取舒适卧位，定时为其翻身、拍背、按摩，做瘫痪肢体的被动活动，预防并发症。

2. 饮食：给予高热量、高维生素、易消化饮食，维生素 B_{12} 对神经髓鞘形成有重要作用，可促进神经细胞修复。

3. 保持呼吸道通畅：鼓励患者进行有效咳嗽，以清除积痰，必要时备好抢救物品。

4. 氧疗：呼吸肌轻度麻痹者，给予鼻导管吸氧，以防缺氧和呼吸中枢抑制。一般氧流量为 2～4 L/min。

5. 预防并发症：保持皮肤和床单干燥、清洁，定时更换体位，避免骨隆突部位受压，预防压疮。

6. 病情观察：严密观察呼吸的频率、节律、深度等；观察有无烦躁不安、出汗、皮肤黏膜发绀等缺氧的表现；观察呼吸肌麻痹的迹象、吞咽和进食情况等。

例 题

1. 吉兰-巴雷综合征的特征性改变是（　　　）

   A. 末梢型感觉障碍　　　　　B. 四肢弛缓性瘫痪　　　　　C. 脑神经损害

   D. 神经根性疼痛　　　　　　E. 脑脊液蛋白-细胞分离

2. 吉兰-巴雷综合征的诊断要点下列哪项不适用（　　　）

   A. 病前 1～4 周常有感染史　　　B. 迅速出现四肢对称性弛缓性瘫痪

   C. 神经症状出现时常伴有发热　　D. 常伴有脑神经损害

   E. 脑脊液蛋白-细胞分离现象

3. 处理吉兰-巴雷综合征最重要的护理内容是（　　　）

   A. 昏迷护理　　　　　　　　B. 有无运动障碍　　　　　　C. 减少疼痛

   D. 有无呼吸麻痹　　　　　　E. 有无吞咽障碍

4. 对吉兰-巴雷综合征的诊断具有特殊意义的是（　　　）

   A. 上呼吸道感染病史　　　　B. 对称性肢体远端感觉异常

   C. 脑神经受累极为常见　　　D. 脑脊液有蛋白分离现象

   E. 应用肾上腺皮质激素治疗有效

5. 吉兰-巴雷综合征的首发症状常为（　　　）

   A. 腱反射消失　　　　　　　B. 四肢对称性无力　　　　　C. 皮肤潮红

   D. 四肢感觉障碍　　　　　　E. 一侧肢体无力

6. 吉兰-巴雷综合征常用的护理诊断为（　　　）

A. 低效性呼吸型态   B. 恐惧   C. 吞咽障碍

D. 清理呼吸道无效   E. 有皮肤完整性受损的危险

7. 吉兰-巴雷综合征患者发病前多有（   ）

A. 甲亢病史   B. 外伤病史   C. 脑血管病史

D. 家族史   E. 病毒、细菌等感染史

参考答案

1. E   2. C   3. D   4. D   5. B   6. A   7. E

第二节 脑 梗 死

学习目标

1. 了解脑血管疾病的流行趋势。

2. 掌握脑梗死、脑血栓形成、脑栓塞的定义。掌握脑血栓形成、脑栓塞的临床表现、实验室及其他检查的临床意义、护理诊断与护理措施和健康指导。

3. 熟悉脑梗死的病因与发病机制、治疗要点。

典型案例

朱某,男,60 岁。高血压、高血脂病史 10 年余。今晨突起右侧肢体活动障碍,言语不能 1 天收治入院。入院第二天出现饮水呛咳现象。入院查体:神志清,言语不清,定向力、记忆力可,右侧上下肢肌力 0 级,肌张力增高,左侧肌力正常。右侧躯体及肢体痛觉、触觉明显减退,右侧鼻唇沟变浅,伸舌偏右。头部 CT 示:脑内多发性腔隙性脑梗死。

病因/发病机制

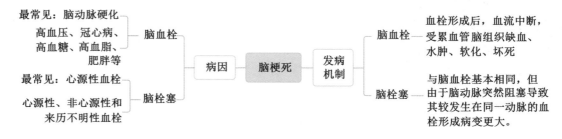

图 8-2 脑梗死

📖 **护理诊断**

1. 躯体活动障碍　与肢体麻木、偏瘫或平衡能力降低有关。
2. 语言沟通障碍　与大脑语言中枢功能受损有关。
3. 吞咽障碍　与意识障碍或延髓麻痹有关。
4. 焦虑　与突发症状、机体功能障碍有关。
5. 潜在并发症：颅内压增高、脑疝等。

✂ **护理要点**

1. 休息与活动：急性期卧床休息，宜采取平卧位，保持床单位整洁、干燥、无渣屑，防止感觉障碍肢体受压或皮肤的机械性刺激。

2. 饮食护理，给予低脂、低盐、低胆固醇、高维生素饮食，多食新鲜蔬菜、水果、谷类、鱼类和豆类；禁辛辣食物、少食多餐，禁烟限酒。

3. 短暂性脑缺血发作患者观察眩晕、复视、失明及共济失调等表现。对频繁发作者，观察和记录每次发作的持续时间、间隔时间和伴随症状，观察生命体征、瞳孔、意识状态视力肌力等，以及引起有效循环血量下降、低血压的因素。脑梗死患者观察生命体征、意识状态、瞳孔、肌张力、腱反射的改变，如再次出现偏瘫或原有症状加重，提示梗死灶扩大及合并颅内出血。

4. 用药护理：溶栓抗凝药物严格控制药物剂量，监测出凝血时间、凝血酶原时间，观察皮肤及消化道出血倾向。扩血管药尼莫地平等钙通道阻滞剂有明显的扩血管作用，导致患者头部胀痛、颜面部发红、血压降低等，应监测血压、减慢输液速度（<30滴/分）。低分子右旋糖酐用药前做皮试，部分患者用药后可出现发热皮疹甚至过敏性休克等，应密切观察。长期大量应用甘露醇，易出现肾功能损害及电解质紊乱等，应监测尿常规和肾功能。

📚 **例　题**

1. 脑血栓发病常见于（　　）
   A. 用力排便时　　　　　　　B. 剧烈运动时
   C. 安静或休息状态时　　　　D. 情绪激动时
   E. 大量进食后

2. 朱先生，60岁，"脑血栓形成"后2周，右侧上下肢肌肉有收缩但不能产生动作，评估肌力为（　　）
   A. 0级　　　　　　　　　B. 1级　　　　　　　　　C. 2级
   D. 3级　　　　　　　　　E. 4级

3. 下列关于脑栓塞的叙述,错误的是(　　　)
  A. 安静与活动时均可发病
  B. 病因一旦消除,不易再复发
  C. 易导致多发性梗死
  D. 当发生出血性梗死时,应立即停用抗凝血药
  E. 预后与被栓塞血管大小有关

4. 脑栓塞的主要表现是(　　　)
  A. 发热　　　　　　　　B. 恶心呕吐　　　　　　C. 偏瘫、失语
  D. 意识障碍　　　　　　E. 全身抽搐

5. 脑栓塞最常见的病因为(　　　)
  A. 细菌栓子　　　　　　B. 心肌炎　　　　　　　C. 脂肪栓子
  D. 人工气胸　　　　　　E. 房颤

6. 脑血栓患者应用甘露醇时应注意检查(　　　)
  A. 肝功　　　　　　　　B. 血常规　　　　　　　C. 尿常规
  D. 血脂　　　　　　　　E. 血糖

7. 老年人脑血栓形成易发生在夜间休息状态下的主要原因是(　　　)
  A. 气温较低　　　　　　B. 不运动　　　　　　　C. 平卧
  D. 血糖过低　　　　　　E. 血液黏稠

8. 脑血管意外发病最紧急的是(　　　)
  A. 短暂性脑缺血发作　　B. 脑出血
  C. 蛛网膜下腔出血　　　D. 脑血栓形成
  E. 脑栓塞

9. 脑血栓形成最可靠的依据是(　　　)
  A. 发病急缓　　　　　　B. 昏迷深浅　　　　　　C. 瘫痪程度
  D. 脑脊液检查　　　　　E. 脑 CT 检查

10. 患者男性,68 岁。有房颤病史,清晨出现左侧肢体麻木、口角歪斜。入院查 CT,显示见低密度影。最可能的诊断是(　　　)
  A. 脑出血　　　　　　　B. 短暂性脑缺血发作　　C. 脑震荡
  D. 蛛网膜下腔出血　　　E. 脑梗死

参考答案

  1. C 2. B 3. B 4. C 5. E 6. C 7. E 8. E
  9. E 10. E

第三节　脑　出　血

学习目标

1. 了解脑出血的诊断要点。

2. 掌握脑出血的定义、临床表现、实验室及其他检查的临床意义、护理诊断与护理措施和健康指导。

3. 熟悉脑出血的病因与发病机制、治疗要点。

典型案例

张某,女,76 岁。高血压 8 年余,3 小时前因与人争吵后,突发头痛、呕吐,呕吐物为胃内容物,同时发现左侧肢体乏力,左上肢不能持物,左下肢不能行走。身体评估:T 36.2 ℃,P 80 次/分,R 20 次/分,BP 195/100 mmHg,神志清,对答切题,双眼向右凝视,双侧瞳孔等大等圆,对光反射存在,左侧鼻唇沟浅,伸舌偏左。左侧肢体肌力增高,左侧腱反射略亢进,左侧肌力 2 级,右侧肌力 5 级。左侧巴宾斯基征(＋),右侧病理征(－)。颈软,克尼格征阴性。头颅 CT 示:右侧颞叶血肿。

病因/发病机制

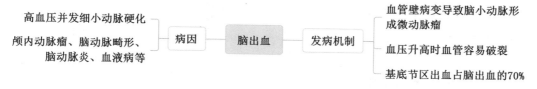

图 8-3　脑出血

护理诊断

1. 急性意识障碍　与脑水肿所致大脑功能受损有关。

2. 疼痛:头痛　与脑水肿颅内高压、血液刺激脑膜、脑血管痉挛有关。

3. 躯体活动障碍　与肢体麻木、偏瘫、平衡能力降低有关。

4. 语言沟通障碍　与大脑语言中枢功能受损有关。

5. 潜在并发症:脑疝、上消化道出血等。

护理要点

1. 休息:急性期卧床休息 2～4 周,保持安静,避免情绪激动和血压升高。

2. 用药护理：控制脑水肿降低颅内压是急性期处理的重要环节，选用 20％甘露醇快速静脉点滴；病情平稳时用甘油果糖静脉点滴；呋塞米利尿。脑出血急性期一般不用降压药物，急性期后血压持续过高时，系统应用降压药。

例 题

1. 最常见的脑出血类型为（　　　）
    A. 壳核出血　　　　　　　　B. 丘脑出血　　　　　　C. 脑干出血
    D. 小脑出血　　　　　　　　E. 脑室出血

2. 脑出血最常见的病因是（　　　）
    A. 脑动脉炎　　　　　　　　B. 脑动脉粥样硬化
    C. 高血压合并细小动脉硬化　D. 梗死后出血
    E. 先天性脑动脉炎

3. 脑出血急性期的处理中，错误的是（　　　）
    A. 控制血压　　　　　　　　B. 降低颅内压　　　　　C. 勤翻身拍背
    D. 适当使用止血药　　　　　E. 抬高头部 $15°\sim30°$

4. 脑出血患者最常见的死亡原因是（　　　）
    A. 颅内水肿　　　　　　　　B. 脑疝　　　　　　　　C. 上消化道出血
    D. 窒息　　　　　　　　　　E. 意识障碍

5. 脑出血最多发的部位在（　　　）
    A. 内囊　　　　　　　　　　B. 桥脑　　　　　　　　C. 小脑
    D. 大脑皮质　　　　　　　　E. 中脑

6. 护理脑出血患者时，动作轻柔的目的是（　　　）
    A. 患者舒适　　　　　　　　B. 预防压疮　　　　　　C. 减少情绪波动
    D. 防止损伤皮肤黏膜　　　　E. 避免加重脑出血

7. 脑出血患者常用的脱水降颅压药为（　　　）
    A. 甘露醇　　　　　　　　　B. 呋塞米　　　　　　　C. 甘油果糖
    D. 尼莫地平　　　　　　　　E. 阿司匹林

8. 患者，女，70 岁。有高血压病史 20 年，跳广场舞时，突然倒地，急送医院检查，患者呈昏迷状态，左侧肢体偏瘫，CT 见高密度影。最可能的诊断是（　　　）
    A. 脑梗死　　　　　　　　　B. 脑出血　　　　　　　C. 脑血栓形成
    D. 短暂性脑缺血发作　　　　E. 蛛网膜下腔出血

参考答案

1. A   2. C   3. C   4. B   5. A   6. E   7. A   8. B

第四节 蛛网膜下腔出血

学习目标

1. 了解蛛网膜下腔出血的诊断要点。

2. 掌握蛛网膜下腔出血的定义、临床表现、实验室及其他检查的临床意义、护理诊断、护理措施和健康指导。

3. 熟悉蛛网膜下腔出血的病因与发病机制、治疗要点。

典型案例

苏某,女,40岁。晚餐后拖地时突然出现剧烈头痛、喷射性呕吐,面色苍白,全身冷汗,随后意识模糊被送入院。入院查体:脑膜刺激征(+)。急行头颅 CT 检查示:蛛网膜下腔出现高密度影。腰椎穿刺脑脊液化验:肉眼观察脑脊液呈均匀一致血性,压力 220 mmH$_2$O,镜检可见大量红细胞。

病因/发病机制

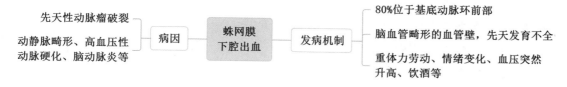

图 8-4 蛛网膜下腔出血

护理诊断

1. 急性意识障碍 与脑出血脑水肿所致大脑功能受损有关。

2. 疼痛:头痛与脑水肿颅内高压、血液刺激脑膜或脑血管痉挛有关。

3. 躯体活动障碍 与肢体麻木、偏瘫或平衡能力降低有关。

4. 语言沟通障碍 与大脑语言中枢功能受损有关。

5. 潜在并发症:脑疝、再出血、上消化道出血等。

护理要点

1. 休息与活动：绝对卧床休息 4～6 周，抬高床头 15°～30°以减轻脑水肿，发病后 24～48 小时内避免搬动。提供安静、安全、舒适的休养环境，控制探视，避免不良的声光刺激；治疗护理活动集中进行，避免频繁打扰患者。

2. 饮食护理：急性期出血发病 24 小时内禁食。生命体征平稳。无颅内压增高和严重消化道出血时给予高蛋白、高维生素、清淡、易消化饮食。

3. 皮肤护理：每天床上擦浴 1～2 次，保持床单位整洁、干燥。

4. 病情观察：检测生命体征、意识、瞳孔的变化并记录。警惕并发症，观察头痛的性质、部位、时间、频率等，若出现异常情况及时报告医生，协助处理。

5. 脑疝护理：保持呼吸道通畅，防止舌根后坠和窒息，及时清除呕吐物和口鼻分泌物，迅速给予高流量吸氧，建立静脉通路，遵医嘱给予脱水、降颅内压药物。

例 题

1. 蛛网膜下腔出血最常见的病因为（   ）

　A. 高血压　　　　　　　　B. 动脉粥样硬化　　　　　C. 先天性动脉瘤

　D. 脑血管畸形　　　　　　E. 脑动脉炎

2. 蛛网膜下腔出血患者最具特征性的表现是（   ）

　A. 精神症状　　　　　　　B. 脑膜刺激征　　　　　　C. 去大脑强直

　D. 偏瘫　　　　　　　　　E. 失语

3. 蛛网膜下腔出血患者最具诊断价值和特征性的检查是（   ）

　A. 腰椎穿刺查脑脊液　　　B. CT　　　　　　　　　　C. MRI

　D. 数字减影血管造影（DSA）　E. 化验血常规

4. 下列哪项不是蛛网膜下腔出血的特点（   ）

　A. 青壮年多见　　　　　　B. 以突然剧烈头痛起病　　C. 偏瘫

　D. 脑膜刺激征　　　　　　E. 动眼神经麻痹

5. 多数蛛网膜下腔出血患者防止再出血的方法是（   ）

　A. 血压维持在正常范围　　B. 安静卧床 4～6 周

　C. 保持大便通畅　　　　　D. 不做体力劳动

　E. 手术切除动脉瘤或血管畸形

参考答案

　1. C　　2. B　　3. A　　4. C　　5. E

第五节 帕 金 森 病

学习目标

1. 了解帕金森病的诊断要点。

2. 掌握帕金森病的定义、临床表现、实验室及其他检查的临床意义、护理诊断、护理措施和健康指导。

3. 熟悉帕金森病的病因与发病机制、治疗要点。

典型案例

刘某,男,63 岁。因四肢抖动、动作缓慢,始动、停步或转弯时困难 8 年,加重 2 周入院。一直服用多巴丝肼治疗。查体:神志清,面具脸,心肺查体未见异常,四肢肌力 3 级,肌张力明显增高,呈齿轮样强直,步行不能。病理征(一),腱反射亢进。余(一)。

病因/发病机制

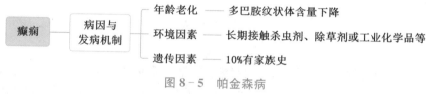

图 8-5 帕金森病

护理诊断

1. 躯体活动障碍 与黑质病变、肌强直、体位不稳、随意运动异常有关。

2. 自尊低下 与震颤、面肌强直等身体形象改变和语言障碍有关。

护理要点

1. 日常生活护理:下肢行动不便起坐困难者,配备高位坐厕、高脚椅、手杖、床铺护栏扶手等辅助设施。

2. 饮食护理:给予高热量、高维生素、高纤维素、低盐、低脂、适量优质蛋白的易消化饮食,鼓励患者多食新鲜蔬菜、水果,补充水分,保持大便通畅。进食或饮水时,保持坐位或半卧位,咀嚼能力和消化功能减退者,给予易消化、易咀嚼的细软、无刺激或半流质饮食。流涎过多者使用吸管吸食流食。

3. 安全护理:上肢震颤未能控制者,谨防烧伤、烫伤。有错觉、欣快、抑郁、精神错乱、意识模糊或智能障碍者应专人陪护。严格交接班,禁止患者自行使用锐利器械和危险品。智能障碍者,安置在有监控的病区,避免发生自伤、坠床坠楼走失伤人等意外。

4.皮肤护理:应保持皮肤清洁。中晚期患者因运动障碍,卧床时间增多,勤擦洗,每天1~2次,防止局部皮肤受压,改善全身血液循环,预防压疮。

5.用药护理:左旋多巴制剂从小剂量开始,逐步缓慢加量直至有效维持。肾病者禁用金刚烷胺。

例 题

1. 李某,男,58岁。近日来出现动作缓慢和双手抖动,诊断为帕金森病。该病一般不会出现的症状是( )

 A. 协调运动减少   B. 静止性震颤   C. 肌肉强直

 D. 书写过小症   E. 偏瘫

2. 郭某,女,55岁。因患帕金森病长期服用左旋多巴治疗,下列选项不属于左旋多巴不良反应的是( )

 A. 恶心、呕吐   B. 腹胀   C. 症状波动

 D. 精神症状   E. 过敏性休克

3. 帕金森病多见于( )

 A. 青年人   B. 中老年人   C. 中年人

 D. 老年人   E. 儿童

4. 王某,男,65岁。双手颤抖和动作迟缓6年余。身体评估:面具脸,双手静止性震颤,右侧明显,右上肢肌张力齿轮样增高,手指扣纽扣、系鞋带等困难,慌张步态。根据上述症状,患者最可能患的疾病是( )

 A. 肝豆状核变性   B. 帕金森病   C. 神经衰弱

 D. 特发性震颤   E. 脑梗死

参考答案

 1. E   2. E   3. B   4. B

第六节 癫 痫

学习目标

1. 了解癫痫的诊断要点。

2. 掌握癫痫的定义、临床表现、实验室及其他检查的临床意义、护理诊断、护理措施和健康指导。

3. 熟悉癫痫的病因与发病机制、治疗要点。

典型案例

张某,男,28 岁。因头部外伤 30 分钟入院。据家属说 30 分钟前,没有明显诱因,患者突然出现四肢抽搐、双眼凝视向上,牙关紧闭,口吐白沫,发作时意识丧失,呼之不应,持续 3～4 分钟后,抽搐停止,意识逐渐恢复,但不能回忆整个发病经过,有短暂头痛。入院后脑电图检查显示痫样放电,头枕部有 3 cm×3 cm 大小的头皮血肿,其他检查未见异常。

病因/发病机制

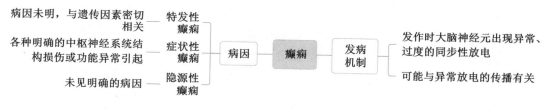

图 8-6 癫痫

护理诊断

1. 有窒息的危险 与癫痫发作时意识障碍、喉头痉挛及气道分泌物增多有关。

2. 有受伤的危险 与癫痫发作时肌肉抽搐和意识障碍有关。

3. 长期性低自尊 与抽搐、跌伤、尿失禁等自身形象有关。

4. 潜在并发症:脑水肿,酸中毒,水、电解质紊乱。

护理要点

1. 休息与活动:保证充足睡眠,避免过度劳累。病情允许者,适当参加体力和脑力活动,劳逸结合,做力所能及的事情,保持愉悦心情。保持环境安静,温湿度适宜,避免强光、惊吓等刺激。

2. 饮食护理:给予清淡、富营养、易消化饮食,避免暴饮暴食、辛辣刺激性食物,戒烟酒。

3. 病情观察:严密观察生命体征、神志及瞳孔变化;观察发作类型,发作过程中有无心率加快、血压升高、呼吸减慢或暂停、瞳孔散大、牙关紧闭及大小便失禁等表现。

4. 发作时护理：出现发作先兆时，立即平卧，或发作时陪伴者迅速抱住患者缓慢就地平放，避免摔伤；取下眼镜和义齿，将手边的柔软物垫在患者头下；将牙垫或厚纱布垫在上下臼齿之间，以防咬伤舌、口唇及颊部，但不可强行塞入。抽搐发作时，适度扶住患者手脚，以防自伤及碰伤，切不可用力按压肢体，以免造成骨折、肌肉撕裂及关节脱位。大小便失禁时，及时处理。保持呼吸道通畅，使患者取平卧、头偏向一侧或侧卧位，使呼吸道分泌物由口角流出；解开衣领、衣扣和裤带，以免过紧影响呼吸；防止舌后坠阻塞呼吸道，必要时使用舌钳；吸氧，预防缺氧所致脑水肿，尤其是癫痫持续状态者；准备吸引器、气管切开包等，及时清除口鼻腔分泌物；不可强行喂食，防止窒息。

5. 用药护理：遵医嘱使用抗癫痫药物、脱水剂，癫痫持续状态，缓慢静脉注射地西泮。

例 题

1. 诱发癫痫发作的因素有哪些（　　　　　）［多选题］

    A. 情绪激动　　　　　　　B. 睡眠不足　　　　　　　C. 饥饿

    D. 便秘　　　　　　　　　E. 饮酒

2. 诊断癫痫的主要依据是（　　　）

    A. 体格检查　　　　　　　B. 头颅 X 线片　　　　　　C. 脑 CT

    D. 脑脊液检查　　　　　　E. 病史和脑电图

3. 女，20 岁。突然发病，意识丧失，全身肌肉抽搐，口吐白沫并伴尿失禁。可能的临床诊断为（　　　）

    A. 癔病　　　　　　　　　B. 脑出血　　　　　　　　C. 脑血栓形成

    D. 癫痫大发作　　　　　　E. 药物中毒

4. 癫痫大发作时，下列哪项护理措施是错误的（　　　　　）

    A. 迅速扶患者就地躺下

    B. 放松患者领扣，裤带

    C. 用纱布包裹的压舌板塞入患者上下臼齿间

    D. 用力按压患者抽搐的肢体

    E. 保持患者侧卧位

5. 瘫痪患者的护理措施中不正确的是（　　　）

    A. 做好心理护理　　　　　B. 保持瘫痪肢体功能位　　C. 预防压疮

    D. 早期使用留置导尿　　　E. 预防便秘

6. 癫痫持续状态时首选药物疗法是（　　　）

    A. 苯巴比妥钠，静脉注射　B. 地西泮，静脉注射　　　C. 副醛，肌肉注射

D. 苯妥英钠,静脉注射　　　　E. 水化氯醛,灌肠

7. 癫痫大发作时最主要的护理是(　　　)

A. 避免外伤　　　　　　　　　B. 不可强力按压肢体

C. 保持呼吸道通畅　　　　　　D. 严密观察意识和瞳孔的变化

E. 禁用口表测试体温

8. 癫痫持续状态是指(　　　)

A. 连续小发作　　　　　　　　B. 精神运动性发作持续数天

C. 一侧肢体间断抽搐　　　　　D. 长期用药抽搐仍经常发作

E. 癫痫大发作频繁出现,间歇期仍意识不清

9. 癫痫大发作可以减药的情况是(　　　)

A. 癫痫发作停止 1 年后　　　B. 癫痫发作停止 2 年以上　　　C. 脑电图正常后

D. 服药 2 年以上　　　　　　E. 癫痫发作停止半年

参考答案

1. ABCDE　　2. E　　3. D　　4. D　　5. D　　6. B　　7. C

8. E　　9. B

参 考 文 献

[1] 葛均波,徐永健,王辰.内科学(第9版)[M].北京:人民卫生出版社,2018.
[2] 尤黎明,吴瑛.内科护理学(第7版)[M].北京:人民卫生出版社,2022.
[3] 尤黎明,吴瑛.内科护理学实践与实习指导[M].北京:人民卫生出版社,2017.
[4] 李丹,冯丽华.内科护理学(第3版)[M].北京:人民卫生出版社,2014.
[5] 万学红,卢雪峰.诊断学(第9版)[M].北京:人民卫生出版社,2018.
[6] 冯丽华,史铁英.内科护理学(第4版)[M].北京:人民卫生出版社,2018.

图书在版编目(CIP)数据

内科护理学经典案例与学习指导/孟令丹主编.
上海：复旦大学出版社,2024.9. -- ISBN 978-7-309
-17614-8

Ⅰ. R473.5
中国国家版本馆 CIP 数据核字第 202490ZF36 号

内科护理学经典案例与学习指导

NEIKE HULIXUE JINGDIAN ANLI YU XUEXI ZHIDAO

孟令丹　主编
责任编辑/高　辉

复旦大学出版社有限公司出版发行
上海市国权路 579 号　邮编：200433
网址：fupnet@ fudanpress.com　http://www.fudanpress.com
门市零售：86-21-65102580　　团体订购：86-21-65104505
出版部电话：86-21-65642845
上海新艺印刷有限公司

开本 787 毫米×1092 毫米　1/16　印张 10　字数 190 千字
2024 年 9 月第 1 版第 1 次印刷

ISBN 978-7-309-17614-8/R·2117
定价：50.00 元